U0212326

诺如病毒
感染暴发案例解析

主　　编　张永慧　宋　铁

副 主 编　孙立梅　李　晖　黄　琼

编写人员　（按姓氏笔画排序）

方　苓　孙立梅　李　晖　李世聪　李振翠

李铁钢　杨　芬　旷翠萍　宋　铁　张　萌

张永慧　张吉凯　陆　靖　徐　翼　黄　琼

梁骏华　彭金菊

人民卫生出版社

图书在版编目（CIP）数据

诺如病毒感染暴发案例解析 / 张永慧，宋铁主编
. —北京：人民卫生出版社，2020
ISBN 978-7-117-29913-8

Ⅰ.①诺…　Ⅱ.①张…②宋…　Ⅲ.①肠道病毒 – 感
染 – 防治 – 案例　Ⅳ.①R512.5

中国版本图书馆 CIP 数据核字（2020）第 055069 号

人卫智网	www.ipmph.com	医学教育、学术、考试、健康， 购书智慧智能综合服务平台
人卫官网	www.pmph.com	人卫官方资讯发布平台

诺如病毒感染暴发案例解析

主　　编：张永慧　宋　铁
出版发行：人民卫生出版社（中继线 010-59780011）
地　　址：北京市朝阳区潘家园南里 19 号
邮　　编：100021
E - mail：pmph @ pmph.com
购书热线：010-59787592　010-59787584　010-65264830
印　　刷：北京九州迅驰传媒文化有限公司
经　　销：新华书店
开　　本：787 × 1092　1/16　印张：9.5　插页：1
字　　数：231 千字
版　　次：2020 年 5 月第 1 版　2025 年 4 月第 1 版第 2 次印刷
标准书号：ISBN 978-7-117-29913-8
定　　价：36.00 元

打击盗版举报电话：010-59787491　E-mail：WQ @ pmph.com
质量问题联系电话：010-59787234　E-mail：zhiliang @ pmph.com

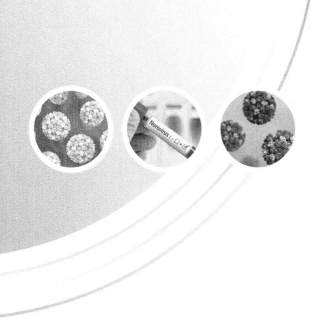

前　言

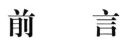

　　诺如病毒是引起人类急性非细菌性胃肠炎暴发疫情的主要病原体,因其基因组的高变异性和传播方式的多样性,人群对新出现的和再现的诺如病毒毒株普遍易感,常引起世界范围内急性胃肠炎的暴发和流行,造成严重的疾病负担。诺如病毒感染已成为一个全球范围内重要的公共卫生负担,诺如病毒引发的重要公共卫生问题已越来越受到社会各界的关注。

　　本书分6章和附录,第1章主要围绕诺如病毒的病原学、临床特征、疾病负担、防治措施等最新进展进行阐述,第2章重点介绍诺如病毒感染暴发的调查处置基本原则,第3至6章分别从诺如病毒感染暴发的各类型传播途径(包括食源性传播、水源性传播、接触传播和多途径传播),结合9个典型案例阐述诺如病毒感染暴发的调查处置要点、经验和教训。附录详细列出诺如病毒感染暴发调查处置需要的各类工作量表、调查报告模板、宣传要点等。

　　本书收录的诺如病毒感染暴发典型案例,大部分案例的执笔人均是亲身经历并参与其中的当事人,每一个案例均真实、客观地反映事件的本来面目,从而使读者从中感悟到诺如病毒感染暴发处置的复杂性和艰巨性。

　　本书编写历时两年之久,经过编审人员反复推敲,几易其稿。编者多为从事诺如病毒感染防治工作的一线人员,力图将多年丰富的实战经验和工作体会融入书中每个章节。作为兼具诺如病毒防治理论性和实战性的书籍,本书可供从事诺如病毒感染防治的专业人员和医学生参考应用。因编者认知和水平所限以及案例本身的特殊性,因此难免有错误及不当之处,恳切希望广大读者提出宝贵意见。

张永慧　宋　铁

2020年1月

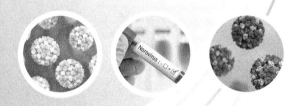

目　　录

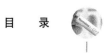

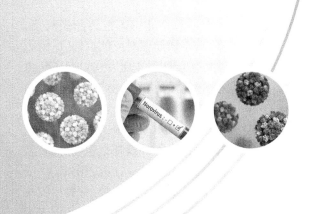

第1章

概　述

1.1　诺如病毒的发现

现在国际上公认诺如病毒是导致非细菌性急性感染性胃肠炎的最主要病原体之一,即使在国内,不少非专业人士也多少对该病毒有了一定了解,但在20世纪早期由于该病毒不能培养,也没有动物模型,虽然已有不少流行特征和临床症状相似的非细菌性感染的胃肠炎暴发疫情的报道,但一直未发现这种病原体,也就无法命名。

1929年美国圣路易斯的内科医生John Zahorsky报道了他的诊所在过去30年里的冬季出现大量呕吐患儿的现象,最早将这类疾病命名为"冬季呕吐病"(winter vomiting disease)。其后不同的报道依据临床特征和流行特征,给相似的暴发疫情赋予了多个名称,如"流行性恶心呕吐症"(epidemic nausea and vomiting)、"流行性腹泻呕吐症"(epidemic diarrhea and vomiting)、"流行性眩晕"(epidemic collapse)等,欧洲的英国、丹麦等多个国家和美国都有多起相关报道。虽然名称不同,但这些疫情有许多共同的特征,患者的症状主要是恶心、呕吐、腹泻、腹部不适,可能伴有低热、腹痛、头痛,少数人有心动过缓的情况,不同的是伴随症状有一定差异。这种病潜伏期短,病程也短,且有自限性。暴发疫情常在学校和社区大规模出现,发病人数甚至可达一个社区或学校人数的1/3~1/2,其易感人群主要为婴儿和低幼儿童,成年人也可感染,实验研究表明病原为可过滤性致病因子,因此认为是非细菌性胃肠炎。

早期基于暴发疫情的调查较少发现共同食物,多个报道都认为这种病是通过空气传播或者类似呼吸道传播使病毒感染中枢神经系统,因为感染的人群发病迅速、呕吐的症状较腹泻更为普遍,食品只是辅助的传播手段,但多次的志愿者实验证实粪-口途径的传播仍然较空气传播更重要。虽然这些早期的暴发疫情未能发现病原体,不能确定这些暴发疫情都是由诺如病毒引起,但至少从流行特征、临床特征、病原特征来看不排除是由诺如病毒引起。

虽然通过志愿者口服患者的粪便无菌滤液实验,证实"冬季呕吐病"由可滤过的、非细菌性经肠道传播的病原体引起,但是由于未能培养成功,因此一直未找到病原体。1968年在美国的俄亥俄州诺瓦克地区的一所小学暴发了 200 多人的急性非细菌性胃肠炎疫情，1972 年，Kapikian 利用 1968 年患者粪便滤液给志愿者口服，获得病原体对应的抗体，电镜观察形成的抗原抗体复合物，终于发现了 27nm 大小的病原体，并且这些志愿者在口服了病毒后出现了与患者同样的症状，证实这种病毒确实为俄亥俄州疫情的元凶。由于该病毒在诺瓦克地区出现，因此命名为诺瓦克病毒（Norwalk virus）。此后在多个不同地区的类似暴发疫情病例中发现了相似的病原体，分别以发现地命名，包括 Hawaii、Lordsdale、Melksham、Mexico 等，其后统称为"诺瓦克样病毒"（Norwalk-like virus），由于这些病毒的外观都是粗糙的、直径较小的圆形颗粒，因此之后被命名为小圆结构病毒（small-round structure virus，SRSVs）。受当时的培养条件限制，导致对该病毒的分类并不清楚，只是从形状和大小来看，与典型的杯状病毒较为接近。1990 年美国辛辛那提医院 Jiang Xi 第一个获得了诺瓦克病毒全基因组序列，此后又有多个"诺瓦克样病毒"全基因组序列被测定，经过对它们的基因序列和结构的分析，将 SRSVs 病毒划入杯状病毒科，第八届国际病毒分类委员会将该病毒正式命名为诺如病毒，2005 年在病毒分类第八次报告中将该病毒的属名更改为 Norovirus。

　　由于诺如病毒在其两个重要基因的结合部可频繁出现重组，2013 年，Kroneman 提出了诺如病毒的命名方式，根据病毒的聚合酶区和衣壳蛋白区基因的分型，将病毒的基因型表示为"基因组 . 聚合酶型别 - 衣壳蛋白型别"，如：GII.Pe_GII.4，一些经常出现变异株的病毒代表株在后面还可增加发现地名字和年份，如：GII.Pe_GII.4 Sydney 2012，更详细的命名为"宿主 / 种属 / 聚合酶分型 / 衣壳蛋白分型 / 毒株编号 / 发现年份 / 发现地"，如：hu/NoV/ GII.Pe/ GII.4/GZ 01/2012/GD。

1.2　病原学

　　诺如病毒属于杯状病毒科（Calicivirus family）诺如病毒属（Norovirus，genus），是重要人类肠道病原之一。变异快，感染剂量低，极易引起暴发甚至大范围流行。其他属于杯状病毒科的病毒还有札如病毒属，同样可导致胃肠炎，症状与诺如病毒属相似。

1.2.1　基本特征

　　诺如病毒外表为无囊膜包裹的二十面体球形对称的病毒粒子，直径约为 26~35nm，表面由 90 个结构蛋白二聚体所组成，较大小相近的小 RNA 病毒粗糙，在病毒的二十面体的 5 倍和 3 倍对称轴处有较大凹陷，形成类似杯子的结构，不同基因组的病毒外壳有细微差别。

　　诺如病毒基因组为单股正链 RNA，大小约为 7.5~7.7kb，包含 3 个开放阅读框（open reading frames，ORFs）（图 1-1，见文末彩图），C 末端有多聚胸腺苷酸（polyA）结构。其中 ORF1 长约 5kb 左右，编码一个约 180kDa 的前体蛋白，在细胞中进一步修饰，并被蛋白酶分解成 6 个功能蛋白，从 N 端到 C 端依次为 p48（N 末端蛋白，330aa）、p41（NTPase，266aa）、p22（3A 样蛋白，279aa）、Vpg（病毒基因组连接蛋白，133aa）、3C 样蛋白酶（3C-like Protease，Pro，181aa）、RNA 依赖的 RNA 聚合酶（RNA dependent RNA polymerase，RdRp，510aa）；ORF2 长约 1 700bp，编码约 539 个氨基酸组成的主要衣壳蛋白（VP1），ORF3 编码强碱性的次要衣壳蛋白（VP2）。ORF1、ORF2 和 ORF3 在连接部分存在少量的编码重叠区域。

　　主要衣壳蛋白 VP1 是诺如病毒主要的结构蛋白，决定诺如病毒的抗原特异性以及与受

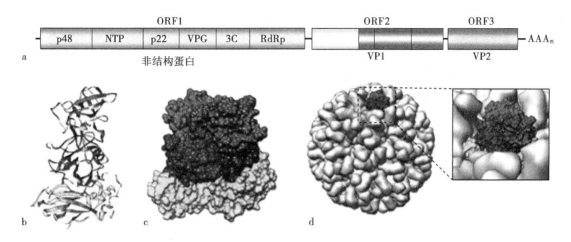

图 1-1　诺如病毒的基因组及外壳蛋白结构

注:ORF2 编码诺如病毒的外壳蛋白(b~d),其中红色标记的 P2 区位于病毒外壳的突出部分,包含病毒与受体的结合区域和抗原决定簇。

体(及协同受体)结合能力。VP1 蛋白包含有两个结构域,包括相对保守的壳结构域(Shenll domain,S 区,GII.4 毒株为 1-213 氨基酸残基)和变异较大的突出结构域(Protruding domain, P 区),P 区可进一步分为中度保守的 P1 亚结构域(GII.4 型毒株为 222-274 和 418-539 氨基酸残基区域)和高度变异的 P2 亚结构域(GII.4 型毒株为 275-417 氨基酸残基区域)。S 区与 P1 区通过柔性铰链区相连,S 区可作为病毒壳结构,支撑维持病毒框架。P2 区含有 6 个可变的环状结构,包括受体蛋白识别位点、株特异性决定簇和中和抗体识别位点,是与 HBGAs (histo-blood group antigens)等糖复合物受体结合的主要区域,并且含有重要的抗原决定位点。不同基因型或同一基因型中不同的变异株往往由于 P2 区的差异导致病毒抗原特异性以及受体结合特性的改变。

　　VP1 作为诺如病毒的主要抗原蛋白,其表面或内部存在大量的被免疫细胞识别的靶结构(抗原表位和免疫原性表位),这些表位既有与受体识别的位点,也有与抗体或致敏淋巴细胞特异性结合的位点。经单克隆抗体或纳米抗体定位、鉴定,已报道的诺如病毒 B 细胞表位有 286 个,包括 91 个 GI 基因组特异性表位、153 个 GII 基因组特异性表位和 42 个诺如病毒通用表位。已鉴定的 T 细胞表位不多,只发现 18 种可激活 CD4 或者 CD8 的独特肽序列。VP1 蛋白的 S 结构域和 P 结构域均含有 B 细胞表位和 T 细胞表位,其中具有中和效应和 HBGA 阻断效应的 B 细胞表位多数位于 P 结构域表面突出的 P2 区或者其附近。大多数有广谱反应性的 B 细胞表位和 T 细胞表位位于 S 结构域和 P 结构域的 P1 区。抗原与抗体的结合除了受表位上的氨基酸序列的影响,还受表位上的 P 结构域的灵活性的影响。如果抗体本身可以与病毒的 HBGAs 结合口袋结合,或者在 HBGAs 结合区附近的其他抗体本身体积较大,可阻挡病毒与 HBGAs 结合,均可阻断病毒与受体结合,从而产生抗病毒效果。除了病毒氨基酸构成可变外,病毒的衣壳构像也可随着温度改变的,称为“病毒呼吸”,病毒结构的保守表位通常在常温下被遮挡在内部,而在 37℃ 的温度下才暴露出来,这样可防止在不利温度下病毒的关键表位暴露出来导致在传播中被降解。

诺如病毒颗粒中只包含少量拷贝的VP2蛋白,其主要通过与S区域结合而附着在病毒颗粒的内表面。VP2蛋白从ORF2终止密码子开始,通过核苷酸移码进行蛋白翻译,其功能未完全明确,可能与RNA结合和基因组包装有关,还可使VP1的表达更高效,也能提高病毒衣壳对蛋白酶的稳定性。不同毒株的VP2序列变化明显,与VP1存在共进化的现象。

病毒主要衣壳蛋白VP1可不需要RNA或VP2蛋白,自组装形成与天然病毒粒子性质相似的病毒样颗粒(VLP)。由于人诺如病毒极难培养,目前常用这种VLP颗粒代替天然病毒开展对病毒性质的研究,也是目前疫苗开发常用的抗原。

1.2.2 理化特性

诺如病毒为无包膜病毒,在氯化铯中的浮力密度为$1.33\sim1.41g/cm^3$,具有很高的环境适应性和抵抗力,对高压、低pH值以及有机溶剂抵抗力较许多病毒强。杯状病毒对氯离子的抵抗力远高于脊髓灰质炎病毒、人轮状病毒、猿轮状病毒和F2噬菌体等,能够抵御$3.75\sim6.25mg/L$氯离子的处理,该浓度与饮用水供水系统的氯离子浓度一致,供水系统受污染后消毒用浓度须达到$10mg/L$的氯离子才能使病毒灭活。有研究使用鼠诺如病毒毒株进行灭活效果评估发现,人诺如病毒的抵抗力较常作为研究替代物的鼠诺如病毒强,特别是对于氯的抵抗力,更是有显著性差异。诺如病毒对于温度的忍受力较高,在低温下可存活数月,在60℃和68℃的高温下可存活30分钟和20分钟,在80℃加热2.5分钟后病毒滴度降低6.5log,而如果加入蛤类组织匀浆中,在90℃下加热3分钟后,病毒的活性滴度降低5.47log,可见食品对于病毒有一定的保护效果。此外,研究也发现低pH值环境有利于病毒进入细胞。

1.2.3 诺如病毒的遗传多样性和分子进化

诺如病毒具有高度的遗传多样性,目前依据VP1基因序列可以将诺如病毒至少分为7个基因组(genogroups),其中*GI*组、*GII*组和*GIV*组主要感染人和非人类灵长动物。这些基因组又可以进一步细分为至少40多个不同的基因型,其中*GI*组有9个基因型,*GII*组至少有22个基因型。不同基因组之间,*VP1*基因的编码氨基酸序列差异为45%~61.4%,其中*GII*和*GV*之间结构蛋白VP1的氨基酸差异最大(58.17%~61.41%)。而在相同基因组中的不同基因型,其*VP1*氨基酸差异为14.3%~43.8%。同一基因型的型内差异可达14.1%。如前所述在诺如病毒的VP1结构蛋白中,P2区域的多样性最为显著,不同基因组、基因型以及型内的氨基酸差异分别为66.9%~84.21%、30.40%~74.64%、0~33.09%。有研究分析在ORF2的P1区片段(D区)核苷酸同源性>6%或者在S区片段(C区)核苷酸同源性>2%提示可能为*GII.4*变异株(D区和C区位置见图1-2)。

病毒基因的多样化和基因进化也会对结构蛋白的抗原表位和免疫原性表位产生影响,不同基因型的病毒与受体结合的位点是有差别的(表1-1)。结合位点及其周围的氨基酸排列和空间构像都会对结合产生影响,氨基酸改变导致空间位阻效应或者表面构像改变,从而影响抗原与抗体或蛋白受体结合。比如多项基于计算机模拟分析和基因工程实验研究表明,与2000年以前的*GII.4*变异株相比,2000年以后的毒株在VP1蛋白P2区的395位氨基酸位点插入了一个氨基酸,而这一位点处于重要的抗体结合区域,此后病毒基因变异导致大流行的频率明显加快,每一个新出现的大流行变异株的P2区氨基酸都出现变化,计算机结构模拟显示,这种氨基酸的改变引起病毒表面结构的变化。

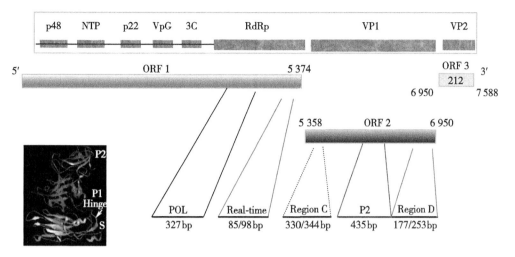

图 1-2 用于诺如病毒检测和基因分型的基因组目标区域

表 1-1 *GI.1* 和 *GII.4* 基因型病毒 HBGA 阻断表位比较

基因型	表位	表位残基	HBGAs 结合位点
GI.1	mAb 54.6	280,291~293,302	327,329,338,342,344,375,
	mAb 512	346,348,350~352,380,381,383,394,396,398	377,378,380
	Nano-7	A链:275,276,280,282,303,305,310,312,313, 318,404,446,449 B链:237,463,464,465,498,500	
	Nano-94	264,348~350,352,379,381,382,391,392,394, 397,499,401	
GII.4	表位 A	294~298,368,372,373	342~347,374,389~393,440,
	表位 B	333,382	441
	表位 C	340,376	
	表位 D	391,393~396	
	表位 E	407,412,413	
	表位 F	327,404	

诺如病毒除了结构蛋白基因频繁变异外,主要的非结构蛋白 RdRp 酶也存在选择压力,编码该蛋白的基因也在持续进化,因此诺如病毒分型的准确描述包括对于 RdRp 酶的分型。诺如病毒 ORF1 和 ORF2 间虽然发生频繁的重组,但我们观察到诺如病毒的 ORF1 和 ORF2 基因的系统进化具有相似的拓扑结构(图 1-3),因此对诺如病毒的进化过程需要做深入的了解和分析。

导致诺如病毒基因组高度多样性的原因可能有多种。首先,诺如病毒作为单链 RNA 病毒,其 RNA 聚合酶纠错能力弱,因此具有非常高的变异速率和进化速率,除了在大范围的人群中可以看到病毒基因的持续变化,还可以看到在一些免疫缺陷的个体中,诺如病毒持续的慢性感染导致在短短一年内病毒 ORF2 区发生了 32 个氨基酸的改变;其次,诺如病毒感染的宿主范围也非常广,目前已发现的包括人类、啮齿动物、猫、狗、海狮、猪、羊、牛和蝙蝠

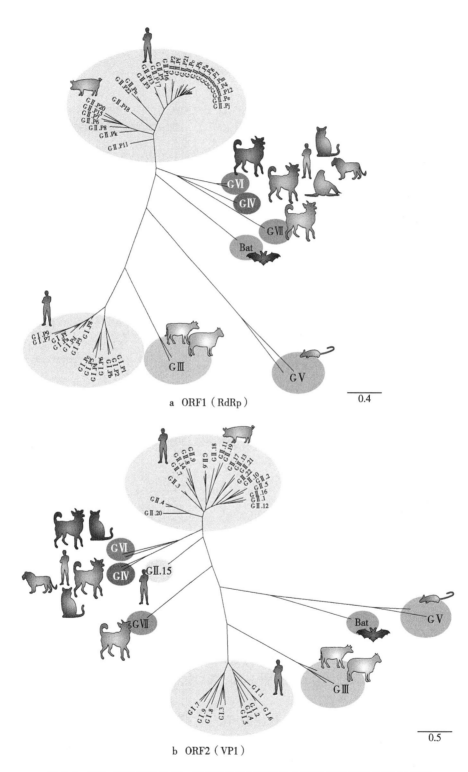

a ORF1（RdRp）

b ORF2（VP1）

图 1-3　诺如病毒根据 RdRp 基因和 VP1 基因的分型结果及感染的宿主范围

（图 1-3），*GⅡ* 基因组多数基因型的病毒可感染人，但 *GⅡ.11、GⅡ.18* 和 *GⅡ.19* 感染猪。此外，诺如病毒的基因组在进化过程中，其 ORF1 和 ORF2 区域发生频繁重组，也是重要原因之一，如长期流行的 *GⅡ.4* 基因型病毒，不同时期的变异株组合的 RdRp 聚合酶也不尽相同，包括 *GⅡ.P4、GⅡ.Pe、GⅡ.P16* 等多种基因型。此外 VP1 蛋白的 P1/P2 结合区以及 P2 区内也是重组的热点。

虽然诺如病毒如此容易变异，但是有些毒株在较长的时间里极少在人群中出现，而在一些新暴发疫情中分离的诺如病毒与几十年前病毒序列上非常相似，这让人好奇这些诺如病毒存储在哪里，为何这么多年来未发生序列变化，那些新出现的暴发株来自哪里？总的来说，诺如病毒的进化过程非常复杂，更好地理解诺如病毒的进化包括其序列及抗原的变异特点对相关的疫苗研制和治疗策略的设计都有非常重要的科学意义。

1. *GⅡ.4* 诺如病毒的进化　1995—1996 年，*GⅡ.4* 型诺如病毒首次导致世界范围的大流行（pandemic），其后成为近二十年世界范围内主要流行的诺如病毒型别。几乎每隔 3 年左右，*GⅡ.4* 型诺如病毒通过分子进化形成一种新变异株，引发一次全球范围的诺如病毒流行。这些新的变异株在抗原性上与之前的流行毒株有明显的差异，表明 *GⅡ.4* 在流行和进化过程中对于外界的免疫压力有较高的应变能力。RNA 病毒变异速率通常在 10^{-5}~10^{-3} 碱基替换 / 位点 / 年，诺如病毒的变异速率可达 10^{-3}，*GⅡ.4* 型病毒的基因变化速率更快，约为 5.3~6.3×10^{-3}，较其他一些常见 *GⅡ* 组基因型病毒快 1 倍以上，这可能促进了不同抗原性的 *GⅡ.4* 毒株的产生。但也有流行病学研究显示一些 *GⅡ.4* 毒株能够在本地形成大范围的流行但却受地域限制不一定能在全球范围内传播。导致这种现象的原因可能是因为不同地域间人群的基因以及体内微生物环境的差异；另外，人群对诺如病毒不同的暴露史也可能对病毒形成不同的免疫屏障。

自 1995 年 *GⅡ.4* 流行以来，共有 7 株不同抗原性的 *GⅡ.4* 型诺如病毒变异株形成局部地区甚至全球范围的大流行，包括：*US 1995/96，Farmington Hills 2002，Hunter 2004，Den Haag 2006b，New Orleans 2009，Sydney 2012，GⅡ.P16_GⅡ.4*。通过系统进化（phylodynamic）重建可以发现，*Farmington Hills 2002* 抗原变异株的出现可以导致 *GⅡ.4* 型病毒流行能力增强，进而引起感染疫情的增加。在这些变异株中有 4 个位点极少变化，称为 NERK 基序（VP1 氨基酸序列的 310，316，484，493），这几个位点对于抗体的中和效应和病毒对温度的敏感性有非常大的影响。有研究报道，在 310 位发生氨基酸改变从而导致 *GⅡ.4 Sydney 2012* 毒株诱导的抗体对 2009 年以前的变异株中和效果较差。

GⅡ.4 已确定的 HBGAs 的阻断表位有 A~F 共 6 个。表位 A 处于蛋白的表面，是氨基酸变异最大的表位，且有明显的免疫优势，每个新出现的变异株都与该表位的氨基酸变化直接相关，该表位主要通过氨基酸改变产生抗原漂移从而逃避免疫压力。表位 B 处于 VP1 二聚体界面中，可能影响 VP1 表面氨基酸残基的暴露，导致 VP1 表面的构像发生改变。表位 C 位于衣壳蛋白的表面和边缘，靠近 HBGAs 结合口袋。表位 D 并不与 HBGAs 口袋结合，但可通过与非 H 抗原 HBGAs 的结合，调节与不同 HBGAs 的黏附力。表位 E 位于表位 A 和表位 D 的侧面，是温度依赖性表位，温度降低会阻碍病毒与抗体的结合，这一表位是 2002 年以后毒株新出现的变异热点，有株特异性阻断力。表位 F 同样是温度依赖性表位，在 *GⅡ.4* 型病毒中较稳定，可影响抗体与表位 E 的接近。

2. 非 *GⅡ.4* 型诺如病毒的进化　通过比较非 *GⅡ.4* 型诺如病毒和 *GⅡ.4* 型诺如病毒的进

化会发现,非 *GⅡ.4* 型诺如病毒受到较少的适应性压力,这与非 *GⅡ.4* 型诺如病毒流行程度较低有关。例如,*GⅡ.3* 型诺如病毒虽然在 *GⅡ.4* 型诺如病毒流行的间隔年经常在腹泻患者标本特别是儿童样本中检测到,虽然碱基替换速率相似,但是 *GⅡ.3* 型病毒基因组中积累的氨基酸变异数量要远远小于 *GⅡ.4* 型诺如病毒,这表明 *GⅡ.3* 型诺如病毒受到人群的免疫压力有限。与 *GⅡ.3* 型诺如病毒相似,时隔几十年 *GⅡ.2* 型诺如病毒引起的大暴发再次出现,但通过序列分析观察 *GⅡ.2* 型诺如病毒的基因进化发现,与早期的 *GⅡ.2* 型毒株相比,*GⅡ.2* 型诺如病毒的抗原进化较为有限。虽然实验发现志愿者感染 *GⅡ.2/1967* 诺如病毒后产生的抗体对 *GⅡ.2 1967* 有更强的抑制作用,但对 2016 年再次流行的 *GⅡ.2* 型诺如病毒同样有一定程度的抑制作用。

2015 年,中国首先报道了一种之前极少发现的 *GⅡ.17* 型诺如病毒,该病毒取代了长期流行的 *GⅡ.4* 型诺如病毒,在亚太多个国家和地区成为急性腹泻暴发疫情中的主要致病病原。基因分析显示这种新的 *GⅡ.17* 诺如病毒,区别于过去出现的 *GⅡ.17* 型别病毒,是一种新的变异株(*GⅡ.P17_GⅡ.17*,图 1-4 中的进化簇 D)。

综合 GenBank 中所收录的 *GⅡ.17* 序列和中国暴发的毒株基因数据分析,*GⅡ.17* 病毒进化速率为 2.7×10^{-3} 碱基替换 / 位点 / 年(95%HPD,$3.7 \sim 7.87 \times 10^{-3}$)与 *GⅡ.4* 的进化速率相似($5.3 \sim 6.3 \times 10^{-3}$ 碱基替换 / 位点 / 年),而较其他型如 *GⅡ.3*(1.96×10^{-3} 碱基替换 / 位点 / 年)和 *GⅡ.7*(2.36×10^{-3} 碱基替换 / 位点 / 年)要高。依据主要结构蛋白 VP1 的系统进化树和基因距离,1978—2016 年分离的 *GⅡ.17* 可以分为 4 个主要的进化分支(图 1-4)。虽然早在 1978 年就发现了 *GⅡ.17* 型诺如病毒,但主要在环境污水以及隐性感染人群中检测出,直到 2014—2015 年,Lu 等人报道 *GⅡ.17* 新变异株在广东暴发,并迅速在全球范围传播。氨基酸分析显示 2014 年暴发前出现的病例中的 *GⅡ.17*(*GⅡ.17_GD_2013*)与 2014 以后引起暴发的 *GⅡ.17* 变异株相比,发生变异的氨基酸主要分布在 HBGAs 结合区域的周围,这些改变有助于病毒结合到细胞表面,提示 *GⅡ.17* 关键位点序列的改变可能是导致病毒暴发的重要分子机制。进化过程中,*GⅡ.17* 诺如病毒主要可以分为 A~D 四个进化簇(图 1-4,见文末彩图)。D 进化簇为新 *GⅡ.17* 诺如病毒变异株,2014—2015 年在中国大量暴发,并迅速传播扩散到世界其他地区。

对不同时期发现的 *GⅡ.17* 诺如病毒的多聚酶进行分析,发现其重组了不同的 RdRp:GⅡ.P3、GⅡ.P17、GⅡ.Pe、GⅡ.P4、GⅡ.P16。这个结果提示 *GⅡ.17* 在进化过程中可能因为 RNA 聚合酶的差异导致其不同阶段进化速率存在差异。对多聚酶的基因进化分析还发现 GⅡ.P17 的出现可能较 *GⅡ.17* 晚几年,其在与酶活性相关的位点周围和与 RNA 接触的表面也出现了氨基酸的改变,特别是在 33 位氨基酸出现的磷酸化改变可能导致基因组复制速度加快。

1.2.4　诺如病毒流行的病原学机制

当前对诺如病毒暴发、流行机制的认识主要基于过去对 *GⅡ.4* 型诺如病毒的研究,目前发现主要有三个因素影响诺如病毒在人群中的暴发、流行:

1. RdRp 决定病毒的变异速率并与病毒在人群中的流行程度相关　诺如病毒在复制过程中使用 RNA 依赖的 RNA 聚合酶(RdRp),其缺乏 DNA 聚合酶的纠错机制,而且诺如病毒的聚合酶复制速度快,因此诺如病毒往往拥有较高的进化(变异)速率。当分子进化速率在病毒基因组容错的阈值范围内时,病毒的快速变异能力意味着在面对环境变化时病毒的遗传信息和表型更为丰富,从而能够逃避环境压力,更好地适应环境。研究还显示不同基因型

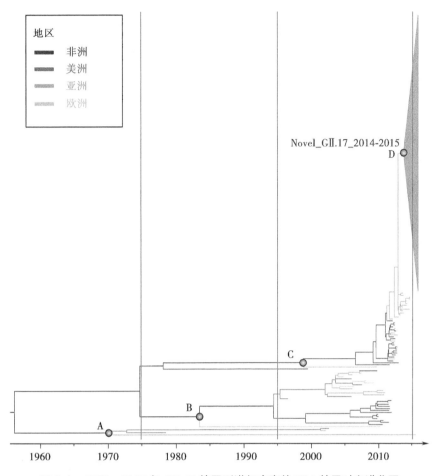

图 1-4 1978—2015 年 *GII.17* 基因型诺如病毒的 VP1 基因时空进化图

诺如病毒的 RdRp 保真能力是不同的,诺如病毒 RdRp 的保真性与对应基因型的流行程度呈反比关系。如 GII.P4 型聚合酶,其保真性较其他型别低,因此对应的抗原决定区序列也比其他基因型更为多样,在持续流行过程中,*GII.4* 更容易逃逸宿主的免疫识别。因此,我们可以发现:RdRp 决定诺如病毒感染的复制速率和分子变异速率,影响病毒序列的多样性,特别是抗原决定域的多样性,这些将决定诺如病毒持续感染和流行的能力。在进化过程中,诺如病毒可以通过频繁的重组来替换 RdRp 基因,改变其感染和复制特性。

2. 诺如病毒与 HBGA 受体的结合能力决定病毒的易感人群范围 人类组织血型相关抗原(human histo-blood group antigens,HBGAs)是诺如病毒的天然受体或协同因子,HBGAs 型别的不同是决定宿主对诺如病毒敏感性的主要因素。诺如病毒与 HBGAs 结合模式和结合能力的变化认为是诺如病毒流行的重要机制之一:首先,不同的诺如病毒与 HBGAs 结合模式和结合能力可能不同;其次,不同人群的 HBGAs 组成存在差异。ABH(O)和 Lewis 是与诺如病毒相关的两大重要血型系统。谭明等人结合已有的结构数据和功能数据,发现不同型别的诺如病毒都存在 2~3 个与 HBGAs 的结合区域,其中一个为主要的结合区域,另外1~2 个为次要结合区域。并据此推测三种诺如病毒与组织血型抗原作用的模式:①主要由H(对应 O 血型抗原)抗原表位参与主要结合作用的 H 结合型;②由 A/B 抗原表位参与主要结合作用的 A/B 结合型;③由 Lewis 抗原表位参与主要作用的 Lewis 结合型(图 1-5)。例如，*GII.4* 型诺如病毒是 H 结合型,同时含有结合 A/B 型 HBGAs 的次要结合区域(图 1-5b),而 80% 的人群为 ABO 分泌型,因此,*GII.4* 型诺如病毒比其他基因型诺如病毒具有更高比例的敏感人群。

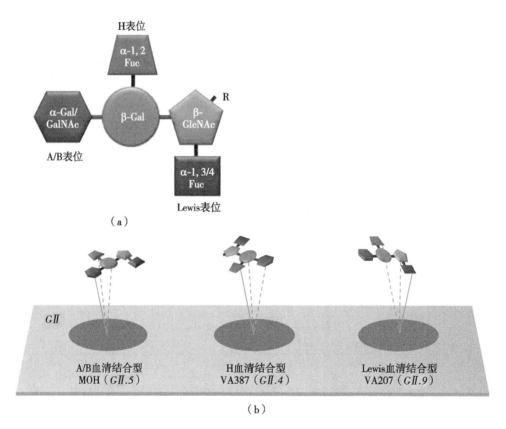

图 1-5 诺如病毒与 HBGAs 的结合模式决定病毒的易感人群

注:(a)不同颜色和形状代表 HBGAs 的不同糖基;(b)目前发现的诺如病毒与 HGBAs 结合的三种主要模式。

虽然诺如病毒与 HBGA 受体已有较为清晰的结合模式,但不同型别诺如病毒的结合位点还未得到完全解析。通过已有的病毒外壳蛋白和 HBGAs 共结晶结构分析提示虽然 *GII* 基因组中不同基因型与 HBGAs 结合的主要关键位点都比较保守,但在 HBGAs 结合口袋附近的氨基酸序列可以改变影响诺如病毒与 HBGAs 的结合能力和结合模式。如前所述,目前已发现 2014—2015 年引起暴发的 *GII.P17-GII.17* 毒株与其他进化分支的 *GII.17* 相比,在推测的 HBGAs 结合口袋附近有多个氨基酸位点的变异,并且具有与 A、B 以及 H 型 HGBAs 的结合能力,因此具有感染广泛人群的能力。但进化过程中,*GII.17* 病毒与 HBGA 受体结合模式的改变以及影响病毒与受体结合的关键位点还未得到阐明。

3. 诺如病毒通过抗原漂移逃逸宿主免疫 通过改变抗原决定位点的序列逃逸宿主免疫(antigenic drift,抗原漂移)是诺如病毒暴发、流行并持续传播的重要机制。过去 20 年,*GII.4* 型诺如病毒在全球流行过程中发生了 6 次抗原性改变,每次抗原的改变使得病毒逃逸人群免疫,进而导致诺如病毒的全球大流行。诺如病毒 VP1 基因的 P2 区域不仅含有与 HBGAs 的结合区域,同时也是主要的抗原决定区域。*GII.4* 型病毒就是通过少数氨基酸序列的变化进而改变其抗原特异性。目前对其他基因型别诺如病毒的抗原决定位点还缺乏明确的实验研究,主要基于与 *GII.4* 的氨基酸同源性比对和蛋白结构模拟的推测。

1.3　致病机制

由于诺如病毒缺少合适的动物模型和细胞培养体系,限制了对于诺如病毒发病机制的研究。近几年,随着一系列动物模型的应用、患者体内外测试以及志愿者攻毒实验的进行,诺如病毒的致病机制研究已经取得了重大进展。

诺如病毒进入肠道后,首先要附着到靶细胞表面,目前已知诺如病毒的结合受体是靶细胞表面的糖复合物,人诺如病毒的主要结合受体是宿主的组织血型抗原(histo-blood group antigens,HBGAs)。HBGAs 广泛分布在消化道上皮细胞的表面,特别是胃与十二指肠的结合部,也可以游离寡糖形式存在于唾液、肠液、乳汁和血液等体液中,由 ABO 血型系统和 Lewis 血型系统共同决定,可分为分泌型阳性的 A 型、B 型、H 型和分泌型阴性的 Lewis A 型、Lewis X 型,分泌型阳性的个体往往更容易受感染。在不同的诺如病毒基因组和基因型中,诺如病毒 VP1 特异性结合不同的 HBGAs,进而造成人类个体对特定毒株敏感性的差异,比如 *GII.4* 型诺如病毒与 H、A、B 型 HBGAs 均能结合,这也是该基因型病毒能成为优势流行株的主要原因,但是目前的研究也表明不是所有基因型的人诺如病毒都与 HBGAs 结合(如 *GII.3*,虽然是仅次于 *GII.4* 的优势流行基因型,但与 HBGAs 的结合能力较其他多个基因型差),因此某些基因型病毒可能与其他类型的糖复合物受体结合。而同一类型的 HBGAs 在结构上仍然有差异,可进一步细分为多个抗原类型,不同基因型的病毒与这些不同抗原类型的结合效力仍然存在差异,但 *GII.4* 与多个抗原类型均可有效结合。

对于诺如病毒培养研究发现人诺如病毒(HNoVs)的感染依赖于胆汁酸或者可被胆管中的胆汁酸增强。宿主肠道中的细菌也可影响 HNoVs 的感染,其影响机制有三种:提供额外的 HBGAs 与 NoVs 结合;影响宿主肠道中 HBGAs 表达;调节宿主免疫力。在体外实验中,共生细菌的存在可促进 HNoVs 感染 B 淋巴细胞。有几种细菌能够表达 HBGAs 样糖,包括阴沟肠杆菌、大肠杆菌和幽门螺杆菌,因而有助于诺如病毒的感染。另一些小鼠实验表明,细菌的存在可通过对干扰素 -λ 的影响,降低免疫系统清除病毒的效果。

脂类 - 糖鞘脂(GSLs)是帮助诺如病毒进入细胞的另一类物质,HBGAs-GSLs 的浓度必须达到阈值才可引起该膜区域内陷。当病毒结合到细胞表面后需要其他一系列因子帮助摄取病毒和提呈抗原,使病毒核酸能够进入细胞,已发现小鼠中除了糖复合物受体外还有蛋白受体 CD300,但是至今未明确 HNoVs 的功能性蛋白受体。

肠细胞可以将肠道中的病原体转移给潜在的免疫细胞,进而诱导免疫耐受和炎症反应,微皱褶细胞(M 细胞)是肠道相关淋巴组织中特殊的肠上皮细胞,覆盖于派伊尔集合淋巴结(Peyer 氏斑)和淋巴滤泡上,可以高效地摄取和运输病原体到潜在的免疫细胞。一些研究发现诺如病毒就是通过 M 细胞内吞进入小肠固有层,在 Peyer 氏斑内被运输到潜在的靶细胞 - 免疫细胞中。已发现诺如病毒可以感染巨噬细胞、树突状细胞、B 细胞和肠细胞等多种细胞类型的原因,因此有免疫缺陷的患者其粪便的病毒量非常低。

1.4　流行病学

1.4.1　流行概况

世界各地监测数据表明,过去几十年中,诺如病毒引起的急性胃肠炎疾病暴发呈现上升趋势。在全球的发达国家和发展中国家,每年约 20% 的临床腹泻病例由诺如病毒感染所致,并且在发展中国家每年约有 20 万人死于诺如病毒胃肠炎,不同经济水平的国家感染率没有显著差异。GII组诺如病毒,尤其是 GII.4 型变异株是 1995 年以来造成诺如病毒感染暴发的主要基因型,常引起暴发的其他基因型还有 GII.3、GII.6 等,但近几年新的优势流行基因型毒株如 GII.17、GII.2 等不断出现。而 GI组诺如病毒的感染率在各国都远远低于 GII组病毒。抗体阳性率调查从另一方面反映了病毒感染情况的变化,根据对人群抗体阳性率的横断面调查,1963—2007 年,5 岁以下儿童的抗体阳性率维持在 65%~70% 的水平,没有迹象表明人群平均阳性率有明显改变。1963 年的 GI组病毒抗体特别是 GI.2 和 GI.6 基因型的抗体阳性率最高,GII.4 未检出,而到了 1983 年,GII组的阳性率显著上升,特别是 GII.9 比例接近 50%,GII.4 占一定比例,到 2007 年仍然以 GII组为主,GII.4 抗体阳性率显著上升,超过 50%。GIV组病毒抗体在 1963 年儿童中的阳性率远高于 1983 年和 2007 年。

在美国,大约 30%~50% 的食源性疾病暴发与诺如病毒有关,80%~90% 的非细菌性急性胃肠炎疾病暴发由诺如病毒感染引起。2009—2015 年,美国报告的 1 400 起急性非细菌性胃肠炎暴发中 80% 与诺如病毒感染有关。美国疾病预防控制中心对 2001—2008 年的 648 起诺如病毒感染暴发进行检测发现,其中 GII组引起的占 80%,GI 型占 17%,GI 与 GII 混合占 3%。1995—2000 年,欧洲 85% 以上的非细菌性胃肠炎流行是由诺如病毒引起。

近年来,国内许多地区发生诺如病毒感染性胃肠炎疫情暴发,发病呈逐渐升高的趋势,诺如病毒感染在我国普遍存在。我国各地区监测数据表明,诺如病毒已是引起急性胃肠炎暴发或散发的主要病原之一,GII.4 型病毒变异株是流行优势株,2013 年后涌现其他型别优势流行毒株。2012—2015 年,广东省发生 73 起诺如病毒感染暴发疫情,其中 2012—2013 年的暴发主要由 GII.4 Sydney 2012 变异株感染引起,2014—2015 年的暴发主要由 GII.17 型诺如病毒感染引起,2016—2017 年的暴发主要由 GII.2 型诺如病毒感染引起。

1.4.2　传染源

人是人诺如病毒目前已知的唯一宿主,诺如病毒胃肠炎患者及隐性感染者均可作为传染源。以前通常认为诺如病毒仅感染人,不感染其他动物,其后即使在一些动物中发现了诺如病毒,也由于这些病毒与人诺如病毒的基因型不同,从而认为其他动物中的诺如病毒并不能感染人。但在 2014 年我国出现 GII.P17_GII.17 引起的诺如病毒感染暴发后,He zhanlong 等采用核酸检测方法对恒河猴的粪便进行检测时发现这种猴子可以自然感染人诺如病毒。Profio 等采用基因克隆表达的 GII.4 和 GIV.1 病毒颗粒蛋白检测动物中的诺如病毒抗体,调查意大利动物园中动物感染诺如病毒状况,发现多种灵长类动物均存在诺如病毒 GII.4 和 GIV.1 的抗体,表明这些猴子在自然状态下可以感染人诺如病毒。因此自然界是否存在其他传染源有待进一步调查。

1.4.3 传播途径

诺如病毒传播途径包括人传人、经食物和经水传播。人传人可通过粪 - 口途径(包括摄入粪便或呕吐物产生的气溶胶)或接触被排泄物污染的环境而传播。食源性传播是通过食用被诺如病毒污染的食物进行传播,污染环节可出现在感染诺如病毒的餐饮从业人员在备餐和供餐中污染食物,也可在食品生产、运输和分发过程中被含有诺如病毒的人类排泄物或其他物质(如水等)所污染。牡蛎等贝类海产品、三明治等即食食品、生食的蔬果类是引起暴发的常见食品。在水源性暴发疫情中,地下水较自来水、地表水更易引起 *GII* 组暴发疫情,非 *GII.4* 基因型病毒在地下水引起的暴发中较 *GII.4* 更常见。在我国经水传播可由桶装水、市政供水、井水或其他饮用水源被污染所致。值得注意的是一起暴发中可能存在多种传播途径。例如,食物暴露引起的点源暴发常会导致在一个机构或社区内出现续发的人与人之间传播。

根据对多个基因型与暴发疫情传播途径关系的分析表明,基因组分布与传播途径和食品因子存在关联性。*GI* 基因组或者 *GI&GII* 基因组混合感染引起的水源性暴发显著高于 *GII* 组病毒。引起暴发的常见食品包括贝类食品、即食食品,贝类食品引起的暴发中 *GI* 组病毒和 *GII* 组病毒混合感染较常见。就基因型分布而言,混合感染更多的通过食源性传播,而单一的 *GII.4* 型病毒较少通过食源性传播。研究发现诺如病毒不同基因型、不同的感染地点引起的暴发疫情在传播途径上各有不同。2013—2017 年,广东省报告 115 起诺如病毒感染暴发疫情,其中 *GII.2* 型以接触传播为主,*GII.17* 型以食源性传播为主,*GII.4 Sydney 2012* 株传播途径多样食源性传播比例最高,接触传播也有较高比例。小学和幼儿园以接触传播疫情为主,工厂企业、大学和中学等以食源性传播疫情为主。

1.4.4 易感人群

各年龄段人群对诺如病毒普遍易感,大部分 5 岁以下儿童均已发生过诺如病毒感染。研究显示,广州地区 3~5 岁儿童诺如病毒抗体阳性率可达 80%~90%,3 岁以前的婴幼儿血清中也存在较高的抗体水平(63.9 %)。人类杯状病毒感染的研究表明,诺如病毒可导致成人与儿童腹泻病的发生,4 月龄 ~1 岁以内儿童抗体阳性率低,1~6 岁感染率上升最快,至 15 岁已达 97%。

人群易感性与流行的基因型和病毒变异有极高的相关性,从广东省近些年疫情暴发的基因型分布特点来看,当一个全新的基因型流行时,几乎全人群都是易感人群,如 *GII.17* 暴发疫情可涉及中学、社会单位、其他各级学校;当一个多年前流行的基因型再度流行时,易感人群以较年幼的人群为主,如 *GII.2* 暴发疫情主要涉及小学、托幼机构和中学;而 *GII.4* 基因型由于其极强的攻击力和抗原决定位点不断的高变异性,往往造成全人群的感染。

1.4.5 流行特征

诺如病毒具有明显的季节性,人们常把它称为"冬季呕吐病"。根据 2013 年发表的系统综述,全球 52.7% 的病例和 41.2% 的暴发发生在冬季(北半球是 12 月—次年 2 月,南半球是 6—8 月),78.9% 的病例和 71.0% 的暴发出现在寒冷的季节(北半球是 10 月—次年 3 月,南半球是 4—9 月)。学校、医院和工厂等集体单位为主要暴发地点,暴发疫情患者中无年龄、性别构成比上的差异,而散发病例主要集中在 2 岁以下儿童,其次为老年人。GII 组病毒感染在冬季更常发生,GI 组常在春季和秋季检出。国外的一些报道显示,食源性传播是诺如病毒感染暴发的主要传播方式,与国外的一些报道不同的是,我国暴发疫情的传播途径以水源性传播更常见,经水、人 - 人接触和食源性传播分别占 37.50%、33.33% 和 23.61%。

1.5　临床特征

1.5.1　潜伏期

潜伏期指的是从感染到发病之间的一段时间,对于与感染相关的精确监测和有效的暴发措施执行非常重要,多项研究均显示,诺如病毒感染的潜伏期为 24~48 小时,平均潜伏期为 1.2 天。5% 的人在 0.5 天内出现症状,在 2.6 天内有 95% 的人出现症状。其中对于感染 GI 基因组患者,平均潜伏期为 1.1 天,5% 的人在 0.4 天内出现症状,在 3 天内有 95% 的人出现症状。对于感染 GII 基因组患者,平均潜伏期为 1.1 天,5% 的人在 0.6 天内出现症状,在 2.5 天内有 95% 的人出现症状。

1.5.2　临床表现

诺如病毒胃肠炎最主要的临床表现是突然发病、恶心、呕吐、腹痛、腹泻,可有发热、头痛、头晕等症状,发热以低热为主,少数人报告有心动过缓的情况,大便性状可为稀水样大便,也可为成形便。虽然轮状病毒感染和致病性弧菌感染也存在呕吐和水样便的特点,但高比例的呕吐仍是其区别于其他感染性腹泻的主要特点,因此曾经称为"冬季呕吐病"或"胃肠型感冒",这一症状在低幼儿童中更为普遍,随着年龄的增加,呕吐的比例逐渐下降,腹泻的比例逐渐升高,成人仍以腹泻为主。部分患儿可同时出现咳嗽、流涕、喘息等呼吸道症状和心肌损伤,偶有皮疹。儿童、老年人、免疫力低下的人在发生感染后常病程较长,病情较重,如脱水、功能性胃肠功能紊乱、坏死性肠炎、脑病,老年人可并发急性肾衰竭、心律失常、低血钾和慢性腹泻,甚至死亡。免疫缺陷的感染者病程可持续数周至数年。有些病例在病毒感染的早期可出现病毒血症,进而可累及呼吸道、心脏、神经系统、消化系统等多个部位。

通常情况下,病毒感染会导致白细胞降低,但对于诺如病毒有多个暴发调查显示,在感染初期,血常规检测有白细胞升高的现象,升高比例可达 60% 以上,其余为白细胞正常。对老年腹泻病例调查也显示,血常规检测多数有白细胞升高的情况,其余为白细胞正常。在白细胞升高的病例中,部分人还出现中性粒细胞和淋巴细胞升高。但国外的一些报道,白细胞升高比例仅 20%。也有少数报道显示大部分调查对象病例为白细胞正常或降低,仅少数病例出现白细胞升高的情况,可能为急性应激反应或脱水所致。多数感染者大便常规正常,部分病例可检出白细胞,极少数可见红细胞。

1.5.3　排毒期

诺如病毒排毒时间较长,在感染后 1~3 天达到排毒高峰,此后排出时间可长达 1 周,10 天后仍有 30% 以上的人排毒,免疫力较低的儿童和老人排毒时间可达 3 周以上,免疫功能不全的患者可长达 20~40 天。但经过正确治疗可显著缩短排毒时间。钱程等对暴发疫情后所有部分感染者的随访调查显示,62.75% 的人在发病 1 周后仍然排毒,平均排毒时间为 11 天,最长可达 52 天。

1.5.4 隐性感染

许多病毒感染都存在隐性感染的现象,诺如病毒也不例外。2018 年 Rui 等采用 Meta 分析对 81 篇包含诺如病毒隐性感染情况的报道进行了研究,结果显示全球的隐性感染率平均为 7% 左右。但隐性感染率的影响因素较多,包括人群、季节、地点等不同都会影响调查的结果,比如同一国家不同年份隐性感染率不同,同一年份的隐性感染率也存在一定差异,平均而言非洲和中南美洲隐性感染率较高(10% 以上),而欧洲、北美洲只有 4%,儿童的隐性感染率(8%)较成人高(4%),食品制作者约为 3%。在暴发疫情中,人群的隐性感染率较高,平均为 18%,最低约为 5%,最高可达 50% 以上。我国的调查也表明,在暴发疫情中,隐性感染或者无症状感染者可高达 35%。在一般情况下,隐性感染率从 1%~36% 不等,差异较大。

1.5.5 感染后免疫力

对于人诺如病毒感染后的免疫反应既有细胞免疫也有体液免疫参与。GI.1 型病毒感染后能在患者的唾液、血清和粪便中检测到抗体 IgA 和 IgG,IgA 最早在感染后 2 天的唾液中及感染后 5 天的血清中检测到,而粪便中的 IgA 检测水平与粪便所含的 RNA 量及疾病的严重程度有关。IgG 大约在感染后 7 天开始产生,并于感染后 14 天可在所有感染者的血清中检测到。除了会产生 B 细胞介导的体液免疫应答之外,还会产生以 Th1 细胞为主的细胞免疫应答,在病毒的清除过程中可以看到 $CD4^+T$ 淋巴细胞和 $CD8^+T$ 淋巴细胞的升高。

由于诺如病毒的保护性免疫比较复杂,目前尚未完全研究清楚。对于病毒攻击志愿者的研究表明,受感染的志愿者再次感染的可以是同一株病毒,也可以是异种病毒。只有在短时间内接触的是同一株病毒,那些有抗体的人才不会受到感染。其中两项研究表明,同源抗体保护可能持续 8 周至 6 个月。但这一结论受当时检测手段的限制以及使用了远高于自然感染剂量的病毒的影响,可能造成了对免疫持续时间的低估。然而,在这些挑战研究中给志愿者的病毒感染剂量是能够引起人类疾病的病毒剂量的几倍,因此对较低的自然挑战剂量的免疫力可能更强,更具有交叉保护作用。对 GII.4 的基因时序进化、人诺如病毒胃肠炎发病率的模型和免疫单细胞表位的突变情况综合分析后反而认为保护性免疫持续时间可能接近 4~9 年,远高于先前的认识,但这需要更多的研究去证实。

1.6 实验室检测

诺如病毒检测涉及的标本类型多种多样,包括粪便、肛拭子、呕吐物、血清等临床标本,也包括食品、水、环境拭子等标本,可采用的检测方法也不同。临床标本可采用抗原检测、抗体检测、核酸检测等多种方法,而食品、水、环境拭子等则主要采用病毒核酸检测方法进行检测。虽然诺如病毒可以在肛拭子和呕吐物中检出,但粪便标本由于含有大量病毒,是检测诺如病毒最理想的临床标本。

在检测诺如病毒的同时不应忽视其他共感染病原体的检测,据报道在一些经济条件较差的国家和地区,细菌共感染的比例达到 50% 以上。而这些共感染可能导致更严重的症状。

1.6.1 抗原检测

检测诺如病毒抗原常用的方法包括酶联免疫吸附法（ELISA）和免疫层析法（ICG）。由于诺如病毒的抗原差异较大（诺如病毒基因型超过 40 个），且某些基因型存在抗原漂移（如 *GII.4* 型），开发具有广泛反应性的抗原检测方法存在较大挑战。目前已有部分诺如病毒抗原检测试剂获得美国 FDA 批准用于暴发检测，这些试剂通常特异性较高，可达 90% 以上，可用于病毒性腹泻暴发大量标本的快速筛查，但其灵敏度较低，对于 *GII* 组病毒敏感性可达 80%，但对 *GI* 组病毒敏感度更差，不适合散发病例的检测。ELISA 检测结果为阴性的样本仍需要通过 Real-time RT-PCR 进行第二次检验确认，免疫学方法不能替代分子生物学检测方法。鉴于 ELISA 试剂盒成本高、敏感性较低，Real-time RT-PCR 是判定诺如病毒暴发的"金标准"，ELISA 方法仅可作为辅助检测手段。

1.6.2 分子生物学检测

1. Real-time RT-PCR　由于 Real-time RT-PCR（qPCR）敏感性和特异性均高于传统 RT-PCR，且不需要通过琼脂糖凝胶电泳进行结果分析，可检测诺如病毒 *GI* 组和 *GII* 组，已成为诺如病毒实验室检测的首选方法，是快速、敏感检测临床标本、食品、水和环境样本中诺如病毒的"金标准"。目前，大多数已发表的 Real-time RT-PCR 方法都是基于 Kageyama 等人 2003 年建立的基于 ORF1-ORF2 结合区的检测方法发展而来。ORF1/ORF2 区是诺如病毒基因组中较保守的区域，在同一基因组不同毒株间有相同的保守序列，根据这段保守区域可设计 TaqMan 为基础的 Real-time RT-PCR 的引物和探针，并可检测出诺如病毒基因组别。

2. 传统 RT-PCR 法　传统 RT-PCR 法用于诺如病毒基因分型和基因检测。不同基因型的诺如病毒其感染和流行特性有所不同，进行诺如病毒基因分型有助于进一步完善流行病监测预警以及病例间关系的梳理。对 Real-time RT-PCR 阳性标本采用 RT-PCR 进行核酸扩增，对扩增产物进行测序，通过序列分析可确定诺如病毒的基因型、基因亚型以及型内变异株。诺如病毒的基因分组和基因分型依赖于 RdRp 和 VP1 蛋白的全长序列，但目前全长基因的测序不作为常规检测手段，采用的是对 ORF1-ORF2 结合部分约 500 多 bp 长度的基因片段进行扩增、分型。诺如病毒基因变异大，在 Real-time RT-PCR 检测结果为阴性而从流行特征和临床特征又高度怀疑为诺如病毒感染时，可考虑用传统 RT-PCR 法复检。

3. 胃肠道多病原体检测平台　近年来，国内外推出了基于多重 PCR 扩增检测芯片技术的胃肠道多病原体检测平台，可同时检出十几种至二十几种导致感染性腹泻的病原体，包括病毒、细菌和寄生虫等。胃肠道多病原体检测平台具有高敏感性和高通量等优点，可同时检测多种病原，缺点是仪器和试剂价格昂贵以及结果解释具有挑战性，尤其是在检出多个病原体混合感染而又无法定量时，难以判断哪个病原体是主要病因。在检测的敏感性和特异性上，多病原检测体系稍低于常规的 Real-time RT-PCR。

4. 数字 PCR 检测方法　数字 PCR（digital polymerase chain reaction，dPCR）是一种与 qPCR 不同的定量技术，有微滴模式与芯片模式两种。相比起 qPCR，dPCR 不需要依赖 Ct 值，可以直接依靠泊松分布原则，算出样品中目标模板的起始浓度（图 1-6），避免了 qPCR 对低拷贝模板灵敏度和精确度较差的问题，对于样本量低或珍贵样本的检测特别适合。而且，它不需要阳性对照，可以有效避免阳性对照的污染问题，同时它采用终点判读的方法，可以降

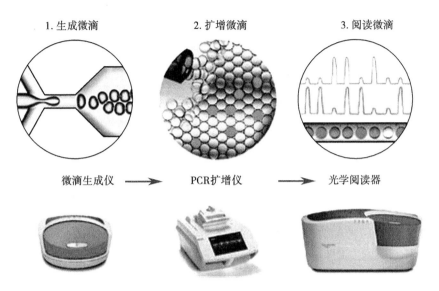

图 1-6　数字微滴 PCR 反应原理

低对扩增效率的要求及更好地对稀有变异进行分析和检测。

　　由于诺如病毒是一种高感染性的病毒,在食品或水中的病毒量往往偏低,因此需要不断提高检测灵敏度,建立定量的检测方法,才能更科学地评估受感染食品的安全风险。Fraisse 曾利用芯片 dPCR 与 qPCR 进行了软质水果及蔬菜中甲肝病毒及诺如病毒含量的检测结果对比,发现 dPCR 检测结果普遍比 qPCR 要好。因为 dPCR 能更好规避食品中多种抑制物在 PCR 反应中带来的影响,能比 qPCR 检测出更多的病毒量。我国也有研究利用微滴数字 PCR 与 qPCR 进行生菜中诺如病毒检测结果的对比,结果发现 qPCR 在低剂量的染毒生菜样品中难以检测出目标核酸,而 dPCR 则能成功检测出诺如病毒并且进行定量,说明 qPCR 难以克服的反应抑制物及检测限等问题有望通过利用 dPCR 进行解决。因此,利用数字 PCR 进行食品中的病毒含量检测将会是 21 世纪的新方向。

　　5. 二代测序(NGS)　近年来,二代测序技术由于数据生成的快速和高通量,在研究和诊断应用方面开辟了新的视角。NGS 技术可用于新病毒的发现和鉴定、病毒全基因组测序、检测 RNA 病毒的基因变异。尽管存在样本制备和高成本等挑战,二代测序仍是包括诺如病毒在内的感染性病原体的快速检测和鉴定的强有力的方法。近期,针对诺如病毒的二代测序方法已有报道。这些方法一般都需要先通过不同的方法将病毒富集,包括离心分离、通过酶解去除宿主或者细菌的核酸,还有使用 Poly(A) 或病毒特异核酸探针特异富集病毒的方法等。

1.6.3　食品中病毒检测

　　人诺如病毒不能在食品中繁殖,因此病毒浓度低、核酸扩增抑制物多是食品类样品检测的难点。为了鉴别受污染的样品是否受到诺如病毒的污染,首先要将病毒从样品中洗脱下来,然后进行富集,最后提取核酸进行检测。

　　与其他食源性病毒相似,现有的食品中诺如病毒前处理方法主要可以概括为洗脱及富集两个步骤。洗脱就是通过加入洗脱液,将食品样品中的病毒转移到洗脱液中再进行富集。

在洗脱过程中,洗脱液的 pH 值会对洗脱效果有所影响。通常会采取 pH 值 9~10.5 的碱性缓冲液进行洗脱,因为碱性环境中病毒粒子与食品表面的结合能力比在酸性环境中弱,能更容易被洗脱下来,对于蔬果如生菜或草莓等偏中酸性的食品样品,缓冲液通常会采用 Tris 为基础的碱性缓冲液,牛肉膏和甘氨酸可以减少病毒对食品成分的非特异性吸附和加强后续聚乙二醇(PEG)富集的效果。为了更好地洗脱草莓等软质水果表面的病毒,可以加入果胶酶破坏食品中果胶分子,避免胶状物对洗脱过程的影响。

对于食品中病毒颗粒的富集,目前比较成熟的是采用聚乙二醇(PEG)沉淀法。其富集原理是在上述洗脱液中加入高浓度的 PEG,因为 PEG 是高分子聚合物,通过空间位置的排斥作用,使得病毒微粒积聚在一起,沉淀下来。有研究指出,在 PEG 洗脱液中加入氯化钠,可使病毒颗粒在高离子浓度下沉淀下来而不受其他分子杂质的干扰,能有效提高诺如病毒的回收率。对于抑制物含量较高的食品如牡蛎、软质水果一类,富集后还需要进一步纯化,以去除食品中可能存在的抑制物,现有的方法是利用氯仿:丁醇对富集液进行抽提分离,或通过不同粒子直径的过滤膜进行过滤。

2013 年,ISO 公布了最新的诺如病毒检测方法,利用 Tris、甘氨酸和牛肉浸膏作为洗脱液,先让病毒颗粒在碱性环境中从食品表面洗脱下来,再通过调节 pH 值至中性,加入 PEG8000/NaCl 溶液对病毒进行富集,最后得到病毒富集液。上述处理后的样品可立即进行核酸检测或放置在 −70℃低温下保存。

1.6.4　水体中病毒检测

水污染是引起诺如病毒暴发的常见原因。水体中诺如病毒的前处理方法主要是吸附过滤、洗脱和富集。目前常采用负离子膜法。在酸性 pH 值和 Mg^{2+} 存在的条件下,病毒带正电荷,经过负离子膜过滤,病毒被吸附在膜上;在碱性条件下,将病毒从膜上洗脱下来,用 PEG 沉淀法或超滤管离心进行二次浓缩。此方法浓缩水样体积多达几十升;浓缩倍数高,可高达 1 万倍;富集得到的浓缩液既可以用于核酸提取和 PCR 检测,也可以用于其他病毒的培养。

上述处理后的浓缩液经常规核酸提取后进行 Real-time RT-PCR(qPCR)检测。

1.6.5　抗体检测

抗体检测通常不作为诺如病毒感染的常规检测手段,但在某些特殊的情况下或特定的研究中,仍有必要开展,如:对病毒流行情况的评估等。

1. 酶联免疫吸附实验　采用克隆表达的病毒 VP1 结构蛋白,包被酶标板后,与相关抗体结合,再加入标记了辣根过氧化物酶的抗人二抗,再加入相应的底物,可检测人体中的抗病毒抗体。有研究显示诺如病毒的 VP1 蛋白的 S 区域存在诺如病毒共同的抗原位点,因此,这种表达的蛋白检测的通常是诺如病毒的总抗体,无法用于诺如病毒型特异抗体的检测。

为检测出针对不同基因型病毒的抗体,tan 等采用只表达 VP1 蛋白的 P 区,以该蛋白作为包被抗原,检测到的抗体才能检测到相应的基因型的抗体。

2. 中和抗体检测　由于人诺如病毒极难培养,小肠培养系统刚刚建立,尚难以用于常规中和实验,因此多用替代中和实验测定中和抗体,常用方法有血清抗体阻断受体结合实验和血细胞凝集抑制实验(HAI)。早期使用 HAI 法较多,随着技术的发展,血清抗体阻断 HBGA 受体结合实验使用更为普遍,二者实验结果存在一些差异。

血清抗体阻断受体结合实验过程为：以可与病毒抗原结合的受体如含 HBGAs 的某一血型的唾液包被酶标板，加入温浴后的基因工程表达病毒抗原和人血清混合液，再加入病毒免疫的动物抗血清和相对应的酶标二抗，根据显色结果判断抗体情况，显色则说明不存在阻断抗体，无色则表明结合被阻断，存在阻断抗体。以此种体外中和替代模型测定人群血清抗体阻断病毒与 HBGA 受体结合的能力，从而说明血清中抗体保护能力大小。阻断率为 50%（BT50）的血清滴度即为相应的抗体滴度。

血清抗诺如病毒抗体的存在可以阻断诺如病毒衣壳蛋白与 HBGA 受体结合，从而避免机体受病毒感染以及降低群体疾病发生的风险。根据 Atmar RL 等人研究所做的志愿者攻毒实验分析，血清中高效价抗体的存在（滴度≥200）可阻断 VLPs 与 HBGAs 结合，从而降低个体感染风险率（72%），避免疾病发生（52%），对人群具有保护能力。

1.7　治疗

急性诺如病毒性腹泻病属于自限性疾病，目前没有疫苗和特异性抗病毒药物，以支持性治疗为主。治疗原则包括：继续喂养，预防及纠正脱水，合理用药，加强护理，预防并发症的发生。

1.7.1　继续喂养

急性诺如病毒性腹泻期间患儿进食和吸收减少，而营养需要量增加，若限制饮食过严或禁食过久常造成营养不良，以致病情迁延影响生长发育。故强调继续饮食，根据疾病的特殊病理生理状况、个体消化吸收功能和平时饮食习惯进行合理调整。母乳喂养儿继续母乳喂养，小于 6 个月的人工喂养患儿可继续喂配方乳，大于 6 个月患儿可继续食用已习惯的日常食物，如粥水、面条、蛋、鱼末、肉末、水果、蔬菜等。鼓励患儿进食，可少吃多餐，尽可能保证能量供应。避免给患儿喂食含有粗纤维的蔬菜和水果以及高糖食物。病毒性腹泻患儿常继发双糖酶（主要是乳糖酶）缺乏，可采用去（或低）乳糖配方奶或豆基蛋白配方奶。

1.7.2　脱水的预防与治疗

1. 预防脱水适用于有腹泻而无脱水的患者，可在家庭治疗。腹泻开始即给予患儿口服比平时更多的液体以预防脱水。母乳喂养儿可增加喂养的频次及延长单次喂养的时间；混合喂养婴儿，应在母乳喂养基础上给予口服低渗性补液盐（ORS）或其他清洁饮用水；人工喂养儿选择 ORS、流质如汤汁、米汤水和酸乳饮品或清洁饮用水。建议在每次稀便后补充一定量的液体（<6 个月，50ml/ 次；6 个月 ~2 岁，100ml/ 次；2~10 岁，150ml/ 次；10 岁以上患儿能喝多少给多少），直到腹泻停止。

2. 轻至中度脱水对于能经口进食患儿，应用 ORS，用量（ml）= 体重（kg）×（50~75），4 小时内服完。以下情况提示口服补液治疗可能失败：①持续、频繁、大量腹泻[>10~20ml/（kg·h）]；② ORS 液服用量不足；③频繁、严重呕吐。如果临近 4 小时，患儿仍有脱水表现，需要调整补液方案。4 小时重新评估患儿脱水状况，然后选择适当的治疗方案。

3. 重度脱水

（1）静脉补液：患儿需要住院治疗，首先以 2：1 等张含钠液或 0.9% 生理盐水 20ml/kg，于 30~60 分钟内静脉推注或快速滴注;在扩容后根据脱水性质(等渗性脱水选用 1/2 张含钠液,低渗性脱水选用 2/3 张含钠液)按 80ml/kg 继续静脉滴注,先补 2/3 量(婴幼儿 5 小时、较大儿童 2.5 小时补完);在补液过程中,每 1~2 小时评估 1 次患者脱水情况,如无改善,则加快补液速度。另外根据血气结果及时纠正酸中毒、补充电解质。期间患儿在可以口服的情况下即可给予 ORS。

(2)鼻饲补液:重度脱水时无静脉输液条件可予鼻饲点滴方法进行补液,液体采用 ORS 液,以 20ml/(kg·h)的速度补充,如患儿反复呕吐或腹胀,应放慢鼻饲点滴速度,总量不超过 120ml/kg。每 1~2 小时评估 1 次患者脱水情况。

(3)第 2 天及以后补液:经第 1 天补液后,患儿脱水和电解质紊乱基本纠正,第 2 天及以后主要是继续补充继续损失量和生理需要量,一般可改为口服补液。若患儿腹泻仍频繁或口服补液不足,仍需继续静脉补液。补液量根据吐泻和进食情况估算,用 1/3~1/5 张含钠液补充生理需要量;继续损失量是按"丢多少补多少""随丢随时补"的原则,用 1/2~1/3 张含钠溶液补充。根据患儿血气分析纠正水电解质紊乱和酸中毒。

1.7.3 补锌治疗

2012 年 WHO 推荐补锌作为急性腹泻的辅助治疗,可以加快肠黏膜修复,缩短病程,减轻症状,减少未来 3 个月腹泻的发生机会。对于急性腹泻患儿,年龄大于 6 个月,每天补充元素锌 20mg;年龄小于 6 个月,每天补充元素锌 10mg,共 10~14 天。元素锌 20mg 相当于硫酸锌 100mg 或葡萄糖酸锌 140mg。

1.7.4 合理使用抗生素

若患儿无合并细菌感染证据,不建议使用。

1.7.5 其他治疗方案

有助于改善腹泻病情,缩短病程。

1. 应用肠黏膜保护剂能吸附病原体和毒素,维持肠细胞的吸收和分泌功能,与肠道黏膜蛋白相互作用可增强其屏障功能,阻止病原微生物攻击,如蒙脱石散。

2. 应用微生态疗法有助于恢复肠道正常菌群的生态平衡,抑制病原菌定植和侵袭,控制腹泻。给予益生菌如双歧杆菌、嗜乳酸杆菌等。

3. 避免使用止泻剂如洛哌丁醇,因为该药抑制胃肠动力,增加细菌繁殖和毒素吸收。

4. 中医治疗采用辩证方药、穴位注射、针灸及推拿等方法。

1.8 疾病负担

2012 年以来,诺如病毒已成为我国其他感染性腹泻病暴发的优势病原体。2014—2015 年秋冬季的诺如病毒 GⅡ.17 流行株,2015—2016 年秋冬季的 GⅡ.17 和 GⅡ.3 流行株,2016—2017 年秋冬季的 GⅡ.P16 GⅡ.2 新重组毒株的流行,均使得突发网报告的其他感染性腹泻病暴发事件急剧增加。2017 年全国共报告 322 起诺如病毒感染暴发疫情,接近 2007—2016 年 10 年的诺如病毒暴发疫情起数之和(333 起),约 90% 的诺如病毒感染暴发疫情发生在中小学和托幼机构。

诺如病毒是引起人类急性非细菌性胃肠炎的主要病原体,主要引起轻至中度的腹泻或呕吐,通常在 1~2 天内自愈,因而就诊率相对较低,很多人对诺如病毒感染性胃肠炎并不重视。然而,诺如病毒感染性胃肠炎的传播性极强,最少只需 18 个病毒颗粒即可致病,若病例的呕吐物或排泄物未及时清理和消毒,极易造成大范围的传播流行。同时因为诺如病毒常在 2~3 年内发生变异或重组,人群对诺如病毒普遍易感,常引起人群急性胃肠炎大规模地暴发和流行,造成严重的疾病负担。美国和欧洲 50% 以上的急性胃肠炎暴发由诺如病毒所致(范围:36%~59%)。诺如病毒感染已成为一个全球范围内重要的公共卫生负担,诺如病毒引发的重要公共卫生问题已越来越受到国际科学界的关注。

目前估计诺如病毒感染的疾病负担主要有 4 种方法:①通过建立基于人群和基于病原监测的全国性监测系统或有代表性的哨点医院监测系统,计算诺如病毒的检测阳性率、发病率、住院率和死亡率等指标。②根据急性胃肠炎的整体疾病负担和不同严重程度急性胃肠炎的病原构成,外推诺如病毒感染急性胃肠炎的疾病负担。③构建诺如病毒感染胃肠炎流行病学负担和伤残调整生命年(disability adjusted life years,DALYs)测算模型进行综合评估,并估算病毒每年造成的经济负担。④利用时间序列回归模型进行估计。目前,直接而准确评估诺如病毒感染的疾病负担还存在较大困难,主要原因有:①多数急性胃肠炎患者没有就医,诺如病毒感染症状普遍较轻,无特异性临床表现,且就医病例中仅少数患者采集了标本进行病原学检测,多数医院也并未将诺如病毒纳入常规检测项目,目前也没有适用于临床的敏感快速的检测方法;②测量 DALYs 等指标需高质量的、健全的监测信息系统支持,全球绝大多数国家缺少基于诺如病毒个案病例的全国性监测系统。

基于以上种种原因,目前全球有关诺如病毒感染的疾病负担研究报道并不多。世界卫生组织估计全球每年因诺如病毒感染死亡的人数约为 3.5 万人。基于对急性胃肠炎就诊患者中病原体构成的认识和对暴发疫情的分析,可间接反映诺如病毒带来的严重疾病负担。2014 年发表的一项系统综述和 Meta 分析,纳入了 48 个国家报道的 175 篇文献,结果发现 1/5 的急性胃肠炎病例是由诺如病毒感染引起,在社区、门诊和住院病例中所占比例分别是 24%、20% 和 17%。根据 2016 年发表的诺如病毒胃肠炎全球疾病负担研究文章显示:在全球范围内,诺如病毒性腹泻在低、中收入国家和高收入国家的疾病发病率相似,大约占所有急性感染性腹泻的五分之一;每年发病人数中位数为 6.99 亿;造成 70 000 个五岁以下儿童死亡;每年造成直接医疗花费 42 亿美元,间接经济负担中 5 岁以下儿童费用为 398 亿美元,所有其他年龄组的总和为 204 亿美元。我国的研究也发现,儿科门诊和住院患者中诺如病毒感染的比例与全球水平相似(26%)。

在 2004 年开展了第一次诺如病毒感染胃肠炎疾病负担评估的基础上,2009 年,L.Verhoef 等结合诺如病毒感染胃肠炎散发(社区获得性)和暴发两部分数据,估计荷兰诺如病毒感染发病率为 3 800/10 万,住院率为 0.33%,病死率约为 0.4/10 万,死亡率 0.001%。死亡病例中 95% 为 64 岁以上的老年患者,5% 为 5 岁以下的幼儿,疾病负担为 1622DALYs(未贴现)、1285DALYs(贴现,贴现率为 1.5%)。L.Verhoef 等还综合了专家意见和欧洲食源性病毒监测(Foodborne Viruses in Europe,FBVE)数据,估计 17%(95%CI:13%~28%)的诺如病毒感染胃肠炎散发是由食物所引起的,22% 的诺如病毒感染胃肠炎暴发可以归因于食物,从而计算出食源性诺如病毒感染胃肠炎的疾病负担。

Paul A. Gastañaduy 等从美国 MarketScan 保险索赔数据库中获取了美国 2001 年 7 月—2009 年 6 月的胃肠炎患者就诊资料。通过数据库中病因明确的患者的数据(数据库中病因明确的患者占 10%,病因不明的患者占 90%),建立时间序列回归模型,以估算由特定病原体(轮状病毒、艰难梭菌、其他细菌、寄生虫)所致的病因不明的患者数量,其他病因不明的胃肠炎患者则假定为诺如病毒感染。该研究估计 2001—2009 年美国胃肠炎病例中约 13% 由诺如病毒感染引起,每年约有 1 900 万 ~2 100 万诺如病毒胃肠炎病例,其中年平均急诊人数和普通门诊人数分别为 14 例 /10 000 人(40 万)和 57 例 /10 000 人(170 万 ~190 万),约 50% 病例发生在 11 月—2 月,住院率为 0.03%(5.6 万 ~7.1 万),每年死亡病例为 570~800 例。

Thomas Verstraeten 等结合基于人口的健康护理数据与医院发病统计信息,构建了 2007—2013 年英格兰诺如病毒胃肠炎相关的分年龄组的门诊就诊患者或住院患者的发病率模型,结果显示,诺如病毒感染胃肠炎门诊就诊患者的年平均发病率为 4.9/1 000,住院患者发病率为 0.7/1 000;其中 5 岁以下的儿童发病率最高,门诊就诊患者发病率为 34/1 000,住院患者发病率为 3.3/1 000;住院患者发病率第 2 位为 65 岁以上成年人(1.7/1 000)。这项研究结果估计得出的英国诺如病毒感染胃肠炎的负担高于之前采用小队列研究的结果。

我国诺如病毒感染疾病负担报道较少。Hong-Lu Zhou 等利用系统综述的方法对 118 篇文献的结果进行分析,结果显示,1998—2016 年我国报告的诺如病毒感染以 $GII.4$ 型(49.7%)为主,不同年份流行优势毒株不同。估计全人群诺如病毒感染年发病率为 6.0%(4.7%~7.6%),估计 5 岁以下人群诺如病毒感染年发病率为 15.6%(9.1%~23.2%),估计 60 岁以上人群诺如病毒感染年发病率为 5.5%(3.1%~8.1%)。

2015 年,万壮等对广州市的诺如病毒感染性胃肠炎疾病负担进行评估,研究方法包括暴发疫情流行病学特征分析、散发病例流行病学特征分析、伤残调整生命年损失估算以及经济负担估算等。结果显示:2013—2015 年广州市共报告诺如病毒感染性胃肠炎暴发疫情 34 起,总暴露人群超过 28 万人,患病 3 285 人,暴发规模平均为 97 人 / 起,平均罹患率为 1.14%(95%CI:1.10%~1.17%)。广州市常住人口诺如病毒感染性胃肠炎年发病率为 3 666/10 万(95%CI:3 267/10 万 ~4 065/10 万),住院率为 0.03%。广州市常住人口每年腹泻总病例数约为 3 399 577 人次,其中由诺如病毒感染所引起的腹泻病例数约为 494 978 人次(估算 370 541 例未就医,124 400 例就医未住院,37 例住院)。广州市每年因诺如病毒感染性胃肠炎损失 1899DALYs。广州市每年因诺如病毒感染性胃肠炎导致的直接经济负担达 1 616 万元,由于劳动力损失造成的间接经济负担达 205 万元,合计约 1 821 万元。该研究结果表明,与美国等发达国家相比,广州市人群急性胃肠炎发病率较低;与荷兰相比,诺如病毒感染性胃肠炎的住院率较低;广州市诺如病毒感染性胃肠炎疾病负担较荷兰严重,目标人群伤残生命年(YLD)约为荷兰的 4.4 倍。

1.9 预防控制

目前,针对诺如病毒尚无特异的抗病毒药。单克隆抗体是一种有望用于药物预防和治疗的手段。

当前国外有 5 种诺如病毒疫苗正在进行临床前试验,Vaxart Inc 公司研发的口服单价疫苗已完成ⅠB 期临床试验,武田制药有限公司研发的二价注射疫苗正在进行ⅡB 期临床试验。

武田制药有限公司所开发的疫苗 TAK-214 使用的是病毒样颗粒（VLP）抗原，包括 *GI.1* 和 *GII.4* 抗原，Ⅰ期和ⅡA 期临床试验显示具有良好的耐受性，并且能够有效减轻被感染患者的疾病症状。

国内首个诺如病毒疫苗临床试验批件于 2019 年 3 月由中国生物研究院和中国生物兰州公司联合申报重组诺如病毒双价疫苗获得。2019 年 5 月 30 日，由中国科学院上海巴斯德研究所与重庆智飞生物制品股份有限公司全资子公司安徽智飞龙科马生物制药有限公司联合开发的"四价重组诺如病毒疫苗（毕赤酵母）"获得国家药品监督管理局核准签发的《药物临床试验批件》，该疫苗采用基因工程技术，利用毕赤酵母作为异源蛋白表达系统，分别表达了 4 种亚型诺如病毒的衣壳蛋白 VP1，而后，经高密度发酵、收集菌体等工艺，获得 4 种亚型病毒样颗粒单价原液。单价原液与佐剂混合最终制备出四价重组诺如病毒疫苗，完成了病毒疫苗临床前研发和临床试验申请工作。

随着诺如病毒生物学研究取得突破性进展，比如开发了诺如病毒检测的滴液微流体技术、开展了人类诺如病毒体外培养、建立诺如病毒恒河猴动物模型、诺如病毒样颗粒疫苗研究等。也促进疫苗研发快速发展，目前疫苗研究主要为昆虫细胞和转基因植物系统表达的，针对 *GII.4* 基因型的单价 VLPs 疫苗，其Ⅰ/Ⅱ期临床试验研究结果显示，疫苗在人群中具有高度免疫原性和安全性。但疫苗研发仍面临诸多挑战：①诺如病毒自然感染保护时间短，不易获得长期保护，提示疫苗须解决免疫原性问题获得持续免疫保护应答；②诺如病毒高度变异，尤其是衣壳蛋白 VP1 中突出于病毒颗粒表面的 P2 区不断积累的点突变会导致抗体结合位点的改变，产生新的毒株；③诺如病毒不断产生的抗原漂移，使得型间缺乏交叉保护性；④诺如病毒不能在细胞上有效扩增，不能实现体外大规模培养，因此传统的灭活、减毒策略不适用于该病毒疫苗的研发。且缺乏病毒的动物和细胞感染模型，无法使用体外中和实验及动物模型体内实验对疫苗进行有效的评价，使疫苗的免疫和保护性关联缺少有效的研究系统。

诺如病毒感染的预防控制主要采用非药物性预防措施，包括病例管理、手卫生、环境消毒、食品和水安全管理、风险评估和健康教育。目前已有一些使用从健康人获得的混合免疫球蛋白为一些免疫功能低下患者进行清除病毒获得成功的报道，但效果不稳定，这些措施既适用于聚集性和暴发疫情的处置，也适用于散发病例的预防控制。

（执笔人　李晖　方苓　黄琼　陆靖　李振翠　徐翼　杨芬　张吉凯　彭金菊）

第2章

暴发调查处置基本原则

2.1 现场调查技术

控制疾病进一步蔓延是现场调查的根本目的。传染病疫情处置初期,需要在分析临床特点和实验室检测结果的基础上,进行流行病学现场调查研究,通过描述流行病学方法,查明分布特点(即时间分布、空间分布和人群分布)并筛选危险因素,形成假设,然后通过分析流行病学研究技术(包括病例对照研究和队列研究等方法),来验证假设,综合分析,找到流行病学病因(那些能使人群发病概率升高的因素),从而采取针对性的控制措施。

随着诺如病毒检测方法的推广应用,当出现诺如病毒感染疫情时,确定病原学病因通常不难。但因诺如病毒传染性强,传播途径复杂,既可通过人与人接触和气溶胶传播引起暴发,也可通过被污染的食物、水造成人群暴发,因此一起暴发中常常混杂了多种传播模式。很多时候暴发是从接触被诺如病毒污染的食物或者饮用水的人开始,进而通过人 - 人方式进一步扩散。只有开展深入细致地现场调查,查明疫情的传播途径,方可采取有针对性的控制措施并指导以后的暴发调查。

诺如病毒感染疫情现场调查主要包括:疫情发生机构基本情况调查、核实诊断和判断疫情性质、制订病例定义并开展病例搜索、个案调查、描述性分析(三间分布)、卫生学调查(如食品卫生、水卫生、环境卫生、个人卫生习惯及防护等)、提出流行病学病因假设、采用分析性研究方法验证假设、疫情性质判定和提出针对性措施、撰写调查报告。

2.1.1 基本情况调查

发生疫情的社区 / 机构的基本信息收集可为现场调查数据分析、分析性研究等提供支持性依据。涉疫社区 / 机构的地理位置信息可为疫情发生地地图定位和标识提供精准信息,各分类人员数据为计算人群罹患率和发现其差异提供基础信息,发生社区 / 机构的各分类空间分布为分析病例的地区分布奠定基础;由于诺如病毒感染疫情可通过多途径传播,故水电故障信息、近期暴雨或内涝等天气异常情况、大型集会等集体活动信息，均可为疫情调查的流行病学病因假设提供可追溯线索。基本情况调查可主要包括：

① 涉疫社区 / 机构的基本信息：社区的地理信息位置（GPS 信息）、面积、街道或自然村等；涉疫机构名称、详细地址（GPS 信息）、类型（学校和托幼机构、公立或民办等）等；

② 按年龄、性别、职业等人员分布情况；

③ 疫情发生社区 / 机构平面图：重点关注如教学楼、宿舍、食堂、卫生间的地理位置和供水线路分布等；

④ 供餐和饮用水信息：集体餐饮供应模式（食堂、外卖、周围商业餐馆等）、生活用水和饮用水供应来源和消毒情况等；

⑤ 其他相关信息：近期天气异常（如暴雨）或灾害（如内涝）情况，水电故障，其他可能影响疫情的特殊情况（如群体性活动、兴趣班、午休班）等。

2.1.2　核实诊断和判断疫情性质

核实诊断主要包括两个方面：①暴发判断：可根据门诊就诊、因病缺勤等信息，核查近期急性胃肠炎病例数据与既往年度同期水平和前期水平进行比较，判断是否出现急性胃肠炎病例异常增高；②病例诊断核实：了解病例主要临床表现、诊治和住院情况，查阅病历记录和临床检验报告等，核实病例发病情况。

虽然很多致病因子如轮状病毒、星状病毒、肠道腺病毒和札如病毒等都可以引起急性胃肠炎症状，但不同的致病因子引起的症状比例有一定区别。一般而言，轮状病毒发热比例很少超过 15%，腹泻比例一般 100%，目前已少见暴发；星状病毒、肠道腺病毒往往见于散发病例，暴发少见。札如病毒和诺如病毒感染症状相似，近年引起的人群暴发亦屡有报道。

确认诺如病毒感染疫情主要依据病例临床特点、是否发生在流行季节和实验室检测结果。诺如病毒感染引起的暴发主要有以下特征：①暴发往往集中在每年 9 月至翌年 3 月；②症状以急性胃肠炎为主，发热比例一般小于 50%，偶有大于 50%，高于 60% 罕见；③在低年龄组人群（如幼儿园及小学）暴发，呕吐比例一般大于腹泻比例；在中等年龄组人群（如中学）暴发，腹泻与呕吐之间的比例关系不确定；在 18 岁以上人群（如大学、工厂）暴发，腹泻比例一般大于呕吐比例；④血常规一般表现为病毒感染特征或无异常，可发生因呕吐引起的应激性白细胞升高。

在暴发调查介入的初期，若比较符合上述特征，可参考诺如病毒的潜伏期选择合适的间隔绘制出初步的流行曲线，但确定诺如病毒感染暴发必须有实验室检验结果的确认。

诺如病毒感染暴发尽可能采集病例标本（粪便、肛拭子、呕吐物等）开展实验室检测。由于可引起急性胃肠炎聚集性或暴发疫情的病原体有很多种，应充分考虑不同病原体检测对标本采集和保存的特殊要求。因此对同一采集对象，应按照细菌、病毒、寄生虫等不同要求，采集、分装和保存多份标本，以备必要时做其他病原体检测、复核实验结果或进一步鉴定。从暴发数量上看，目前诺如病毒引起的急性胃肠炎暴发仍占绝大部分。

2.1.3　制订病例定义并开展病例搜索

制订诺如病毒感染疫情调查的病例定义，可将"自某年某月某日开始，在某范围内，有腹泻或呕吐症状者"作为主动搜索病例定义。结合病例诺如病毒核酸检测结果，病例定义可分：疑似病例、临床诊断病例、实验室确诊病例和隐性感染病例。

根据病例定义，通过查看缺课/缺勤登记表、晨检、学校/单位医务室门诊日志、组织学生/职工主动上报、当地医院诊疗等记录进行病例搜索，必要时可入户搜索，并仔细核实。

2.1.4　个案调查

疫情调查可采用病例个案访谈、个案调查和个案一览表调查。可根据诺如病毒疫情规模、病例的类型进行有针对性的选择。

1. 病例关键人物个案访谈　病例个案访谈可重点选择首发病例/指示病例、重症病例、住院病例、发病的食品从业人员、护理人员和教职工等。访谈内容主要包括人口统计学信息、发病和就诊情况以及发病前的暴露史（包括与类似病例接触史、食物及饮水情况、医疗机构暴露史、呕吐物暴露情况等）等。上述访谈个案及内容可根据疫情实际情况调整。

2. 病例个案调查　病例数在 50 例以下的疫情，全部病例进行个案调查；若病例数在 50 例及以上，优先选取重点病例（首发病例/指示病例、重症病例、住院病例、发病厨工和教职工等）共 50 例进行个案调查。个案调查内容应包括基本情况、发病和诊疗情况、临床表现、流行病学、暴露史（病例、食品、饮用水、污染环境等）、实验室检测等。暴露史信息主要关注发病前 3 天的暴露情况：①饮食史：各餐次进食时间、地点、品种及进食量，正常餐次外的进食情况等；②饮水史：饮水类型（市政供水、自备井水、桶装水、瓶装水等）、饮水习惯（生水、开水等）、饮用时间、地点和饮水量等；③与类似病例的接触史：接触时间、时长、接触地点和方式等；④其他暴露：参加的集体活动、医疗机构暴露史等。可根据疫情现场需要修改个案调查内容。

3. 病例个案一览表　当疫情病例数超过 50 例，因调查时间紧迫性，可对非重点个案进行一览表调查，重点收集病例基本信息、发病时间（尽可能具体到小时/上下午）、主要临床症状（有无腹泻及次数、呕吐次数及呕吐地点、有无发热及体温等）、同班级/宿舍/家庭发病情况等。

个案调查方式可根据需要采取面访、电话调查，自填式问卷或在线电子问卷等；在实施个案调查时，调查员要注意个人防护（如调查场所通风、与病例保持一定距离），调查结束后要及时洗手。

2.1.5　描述性分析

个案调查结束后，应快速建立数据库，及时录入收集的信息资料，按以下但不限于以下内容进行描述性流行病学分析：

① 描述病例中出现各种症状和体征，住院、死亡的人数和比例等指标，分析病例的临床特征和疫情严重程度；

② 绘制流行曲线，描述病例的时间分布，推断可能的暴露时间和方式；

③ 利用收集的疫情发生机构平面图，可绘制标点地图或面积地图，描述病例的地区分布；

④ 按性别、年龄（学校或托幼机构常用年级代替年龄）、职业等人群特征进行分组，以及考虑饮食、饮水可能存在差异的相关特征（住校/走读、白班/夜班）进行分组，分析各组人群的罹患率是否存在统计学差异，以推断高危人群。

综合分析比较病例在时间、空间和人群分布中的统计学差异特点,以了解该疫情在哪些地区多、哪些地区少、哪些人群多、哪些人群少,以及发病的动态变化规律(如点源暴露、连续暴露等),为寻找病因提供线索。

2.1.6 卫生学调查

根据前期流行病学调查和描述性分析,获得具有一定指向性的危险因素后,要及时开展卫生学调查,内容主要包括:食品卫生、水卫生、环境卫生、个人卫生习惯及防护等;调查方法可包括访谈相关人员、查阅记录、现场勘察、采集样本检测等。

1. 食品卫生调查重点 机构供餐方式、食堂的数量和名称、食堂环境卫生状况、近一周各食堂每餐食谱及用餐人数、餐具消毒与分发、厨工健康与考勤情况、厨工个人卫生等。备餐流程重点调查易被诸如病毒污染的高风险食品的供应种类、原料、加工用水、生产加工人员健康状况、加工过程、食物保存条件及时间、加工是否可能存在交叉污染等环节。高风险食品主要包括双壳贝类(蛤、牡蛎、贻贝等)、沙拉(包括仅用生鲜、蔬菜、水果制作的沙拉和加入肉类的混合沙拉等)、凉菜、冷加工糕点(三明治、裱花蛋糕等)等。外卖供餐单位的供应链条及其他用餐单位病例出现情况。

若怀疑是食源性暴发,也可选取重点岗位的未发病厨工(如从事食品加工、餐具清洗、食物分发等)至少 30 名进行调查和采样检测,厨工数在 30 人以下的全部调查和采样检测。食品从业人员个案调查内容主要包括:疫情发生前厨工从事的具体工作岗位,近 1 个月身体状况、采样检测结果等。

2. 水卫生调查内容 主要包括,①生活饮用水的来源[包括市政自来水、小型集中供水、河水、井水、桶装水(品牌名)、直饮水等],供应范围和频次等。如有二次供水,调查二次供水的方法、频次等。②水生产工艺和制水流程、消毒过程、水质监测结果。③病例分布与供水分布的关系等。④水厂工作人员健康情况和人员更换情况。⑤近期水管网破损、维修情况。⑥同一水源供水的其他单位病例发病情况。

因生活饮用水主要分集中式市政供水、二次供水、井水和桶装水等,各类饮用水污染调查内容如下:

(1) 集中式市政供水调查:可分水源(含水厂)污染调查和供水管网污染调查。

1) 水源(含水厂)污染调查需重点勘察:水源取水点及周边(取水点上游 1 000m 至下游 100m 水域)是否存在污染源(动物或人),水厂制水工艺及流程(重点核查水消毒方法及消毒剂添加方式、数量等)、日常维护检修和水质自检等情况,制水人员健康状况等。水源污染监测:根据《生活饮用水卫生标准》(GB5749)进行监测,当发现管网水质改变后,要立即查看水厂当天和近期对净化前(原水)、净化后(消毒前)、消毒后、出厂水的水质检测结果。必要时,依据管网水质改变的指标,连续采集水样进行检测。

2) 供水管网污染调查:管网布设年代、材料、分布状况;管道的位置,与污水管道的距离和防护情况;管道周围污染源情况,即管网周围有无旱厕、垃圾堆、生活或工业废水排放渠,企业和化学实验室污水排放情况,自备管网与市政供水管网连通情况,供水管网与排污管道交叉情况,供水区内化工产品及其废料填埋和事故性排放情况,道路施工破坏等;管网因年久失修破损及渗漏情况;管线错误连接情况。供水管网污染监测:供水管网发生污染事故时,可考虑在水质改变的供水区域内沿管网走向,选择适当的用户采样,根据《生活饮用水卫生标准》进行监测。

（2）二次供水调查

1）污染调查：当发生二次供水污染事故时，应与二次供水管理部门、供水单位等共同开展污染调查。调查应遵循先查低位水箱，后查高位水箱，沿二次供水的流向查看水箱进水、出水、排水、溢水等情况的原则。调查内容包括：二次供水管道走向；水箱结构和内壁情况；水箱内水质情况、水箱周围环境卫生情况；水箱的卫生防护情况，包括通气孔防护网罩、出入口封闭严密程度、泄水管溢水管防护网罩等；水箱管道（如泄水管、溢水管）是否与下水道直接相连；低位水箱周围环境的积水情况，有无污水、污物，有无防倒虹吸的阀门；低位水箱管道有无破损、渗漏，管道通过的地面有无污染沟渠、堆放垃圾、粪便和工业废物等；水箱日常维护情况和清洗消毒水箱记录等。

2）污染监测：根据《生活饮用水卫生标准》进行监测，监测点包括水箱进水、水箱内存水、水箱出水、末梢用户水龙头出水等。

（3）井水

1）水井污染调查：了解水井 10m 范围内是否有厕所和其他污染源（例如饲养、耕作、道路、工业等），厕所位置是否高于水井，水井 2m 范围内是否有造成蓄积水的排水障碍物；排水管道是否破裂、破损或需要清洗，是否设有围栏或围栏被破坏；井裙半径是否小于 1m，井裙范围内是否蓄积溅洒出来的水，井裙是否有破裂或损坏，手压泵在井裙上的固定处是否牢固。

2）家庭储水设施可调查：储水器被用于存储其他液体或物质情况，储水器是否处于地面之上，储水器是否有封口或盖子，储水器有无破裂或泄漏，储水器周边卫生情况，水龙头或用于从储水器取水的器皿卫生情况，储水器中的水是否用于洗涤或洗浴等。

3）污染监测：根据《生活饮用水卫生标准》进行监测，监测点包括井水、井水出水、末梢用户水龙头出水等。

（4）桶装水

1）污染调查：重点了解制备桶装水的水源水类型、水源取水点及周边（取水点上游1 000m 至下游 100m 水域）是否存在污染源（动物或人），桶装水制水工艺及流程（重点核查水消毒方法及消毒剂添加方式、数量等）、日常维护检修和水质自检等情况，制水人员健康状况等。

2）污染监测：根据《生活饮用水卫生标准》进行监测，监测点包括水源类型及水源水、制水原水、灌装前水、桶装水、出厂水等。

3. 环境卫生调查重点　教室、宿舍、食堂、厕所等场所及周边环境通风和清洁卫生现况，洗手液、肥皂和洗手设施等配备及使用情况；场所被病例粪便、呕吐物污染情况，直接接触排泄物的人员、或在排泄物附近活动人员的发病情况；污染场所清洁消毒情况（包括清洁消毒范围、频次，污染物处理方式，是否专人进行清洁消毒及培训情况）等。

4. 个人卫生习惯及防护调查重点　病例的手卫生习惯；清洁人员在处理排泄物过程中是否有防护（戴口罩、手套等），清洁用品是否经常进行消毒；护理人员（老人院、社会福利院、医院等）在护理过程中是否使用基本防护用品（如口罩、手套等）及非即弃型防护用品的清洁消毒情况等。

2.1.7　提出流行病学病因假设

根据描述性分析和卫生学调查结果,提出病因假设。病因假设可以是引起疾病的致病因子或危险因素,以及致病因子或危险因素的来源、传播方式(或载体)、高危人群。病因假设必须具有的特征:合理性、被调查中的事实所支持(包括流行病学、实验室和临床特点)、能够解释大多数的病例。

诺如病毒感染疫情的常见假设为接触传播、食源性传播或水源性传播,也可同时存在多种传播途径。各种传播途径的疫情特点如下:

1. 接触传播　病例迁延不断,流行曲线呈增殖模式,可能出现班级聚集性、宿舍聚集性等。

2. 食源性传播　污染食物一次性供应常出现点源暴发,持续供应时则呈现持续同源暴发模式;疫情早期大部分病例具有相同食物暴露史或共同进餐史,病例分布与污染食物供应范围一致;停止污染食物供应后疫情即明显下降或停止;食品从业人员存在发病或隐性感染等。

3. 水源性传播　疫情早期病例的空间分布与污染水源供应范围或水源管网的分布一致,可出现点源暴发或持续同源暴发;病例出现前可能存在造成水污染的相关因素,如水管破损、维修,降雨量增加等;水源性污染环节控制后疫情明显下降或停止。

2.1.8　采用分析性研究方法验证假设

为验证病因假设,进一步查明暴发疫情传播途径及危险因素,可根据实际情况开展分析性研究,通常采用病例对照研究或回顾性队列研究。在难以调查全部病例或暴露人群不确定时,适合开展病例对照研究;如暴露人群容易界定(是否就餐、可方便获得电子就餐打卡记录等)且人群数量较少时,适合开展回顾性队列研究。

病例对照调查中病例组尽可能选取疫情早期的实验室确诊病例;对照组数量至少为病例组的 1 倍及以上,如条件允许可适当增加对照组人数及开展实验室检测排查对照组中的诺如病毒隐性感染者。

2.1.9　疫情性质判定和提出针对性措施

大多数诺如病毒感染性腹泻暴发疫情存在接触传播,但主要传播途径判断须根据暴发早期病例的感染危险因素(包括食源性、水源性和接触传播)为依据进行综合分析。

1. 食源性传播主要特点　①疫情早期大部分病例具有共同进餐史;②分析性研究调查结果提示在某饮食单位就餐 / 食用某餐次 / 某一食物是可疑暴露因素;③食品加工人员为诺如病毒感染病例或隐性感染者,其工作岗位与可疑就餐地点 / 餐次 / 食物相关联;④食品 /食品加工环境中检出诺如病毒,且与可疑暴露环节相关联;⑤采取食源性污染环节控制措施后疫情快速下降或终止;⑥已完全或基本排除疫情早期的水源性传播和接触传播。

2. 水源性传播主要特点　①疫情早期的病例空间分布与污染水源管网 / 供应等的分布一致;②分析性研究调查结果提示使用污染的生活用水 / 饮水是可疑暴露因素;③采取水源性污染环节控制措施后疫情快速下降或终止;④已完全或基本排除疫情早期的食源性传播和接触传播。

3. 接触传播主要特点　①疫情早期病例具有明确的班级、宿舍、车间等空间聚集性；②已完全或基本排除疫情早期的食源性传播和水源性传播。

根据疫情传播途径等特点制订有针对性的控制措施并实施干预措施效果评估。

2.1.10　撰写调查报告

调查报告需尽快完成，可用图/表展示数据，根据分析性研究调查结果，重点对暴发疫情的传播途径及危险因素进行细致深入的分析，事件结论须明确说明暴发传播途径及危险因素，并详细列出支持和排除依据。调查报告主要包括：前言、涉疫社区/单位基本情况、病例定义及病例搜索、临床特征、流行病学特征（包括时间分布、空间分布、人群分布）、卫生学调查（包括食品卫生、水卫生、环境卫生、个人防护等）、实验室检测（病例、水、环境样品等）、调查结论（包括初步结论、依据）、已开展防控措施、趋势研判、工作建议。

2.2　控制措施

诺如病毒感染疫情的控制重点是强化手卫生行为，加强病例管理，落实消毒措施，做好健康教育，开展有针对性的食品安全、水卫生管理工作。根据疫情发展情况，适时开展风险评估和风险沟通工作。

疫情发生单位负责控制措施落实主体职责，其上级管理部门负责监督检查；疾控机构负责控制措施的技术指导、效果评估和风险评估，卫生监督机构及食品药品安全监管部门等机构按照法律法规实施相关控制措施监管。

2.2.1　手卫生

保持良好的手卫生是预防诺如病毒感染和控制传播的最重要、最有效的措施。通过手指垫研究显示，持续使用流动水和液体肥皂（以三氯生为主要活性成分）洗手 20 秒可以有效减少诺如病毒量（核酸检测），而使用以酒精为主要成分的洗手液洗手 20 秒无法有效减少诺如病毒量。酒精为主要成分的免冲洗洗手液对诺如病毒没有灭活效果。

当进行下列操作前请洗手：准备或分派食物、进餐、处理伤口、照顾患者等；当进行下列操作后请洗手：使用洗手间、换尿片、照顾患者、接触动物或清理动物粪便、处理未熟的食物、揩鼻涕、咳嗽或打喷嚏、处理伤口、处理垃圾、使用公共交通工具或设施等。

各集体单位或机构应配置足够数量的洗手设施（肥皂、水龙头等），各级各类学校和托幼机构要按照《中小学校设计规范》（GB50099—2011）的要求，每 40~45 人设 1 个洗手盆或 0.60m 长盥洗槽。洗手设施可设置在食堂、教学楼、宿舍楼等区域，不得全部设置在厕所内；洗手台张贴 6 步洗手法示意图，并配备充足的肥皂、洗手液等。

按照世界卫生组织推荐的 6 步洗手法，采用肥皂和流动水至少洗 20 秒。具体步骤为：①润湿双手，涂抹洗手液或肥皂，掌心相对，手指并拢互相揉搓；②手心对手背沿指缝相互揉搓，两手交换进行；③掌心相对，双手交叉沿指缝相互揉搓；④半握拳放在另一手掌心旋转揉搓，两手交换进行；⑤一手握另一手大拇指旋转揉搓，两手交换进行；⑥将五个手指尖并拢放在另一手掌心揉搓，交换进行。洗手后切勿与别人共用毛巾或抹手纸，个人用的抹手毛巾应每日清洗并晾晒，抹手纸使用后应弃置。需要注意的是，消毒纸巾和免冲洗的手消毒液不能代替标准洗手程序。

2.2.2 病例管理

由于诺如病毒具有感染剂量低、传播途径多样化与高度传染性的特点,对感染诺如病毒的人员进行规范化管理是阻断病毒传播和减少环境污染的有效手段。

病例及疫情调查处置中发现的隐性感染者均应暂停上课/上岗,原则上隔离期为症状完全消失后 72 小时。诺如病毒排毒时间较长,尽管病例症状消失 72 小时后、或隐性感染者自核酸检测阳性起 72 小时后的病毒排出量明显下降,但仍可能存在传播风险。对于保育员、护工、教师、食品加工或制水等重点岗位的病例及隐性感染者,应采取严格的病例管理策略,暂时调离工作岗位,并隔离至症状完全消失后 72 小时且直至诺如病毒核酸检测结果阴性后方可上岗。

轻症患者可居家隔离治疗,症状消失后持医生健康证明返校或复岗;症状重者须送医院按肠道传染病进行隔离治疗。寄宿涉疫单位须划分出足够的独立区域对病例及隐性感染者进行隔离治疗,必要时配备医生每日进行巡诊,同时做好隔离区清洁消毒工作。

当中小学校、托幼机构等集体单位发生暴发疫情时,可实施停课措施。停课 3 天后可以复课,复课后如发生新发病例,对新发病例进行规范管理。

中小学校和托幼机构原则上以班级停课为主,全校停课应慎重执行。停课参考标准及相关要求如下,①班级停课:在托幼机构,7 天内同一班级出现 2 例及以上病例时,该班级停课 3 天;在小学及中学,7 天内同一班级出现 5 例及以上病例时,该班级停课 3 天。②全校停课:7 天内学校/托幼机构内 50% 以上班级出现病例时,经风险评估后,可建议全校停课。

其他集体单位:根据其他集体单位性质、疫情规模及传播特点等情况,由辖区县/区级及以上疾控中心进行风险评估提出停课/停工建议。县/区级及以上疾控中心根据集体单位的规模和疫情实际情况开展风险评估,必要时可提出停课/停工建议;由该集体单位报行政主管部门批准后,方可执行停课/停工。停课/停工期间,集体单位每天须组织人员对停课/停工人员进行健康随访并做好记录。复课/复工后,集体单位仍要严格开展病例监测和管理工作,避免现症病例和未达到复课/复工标准的患者上课/上班。

2.2.3 环境消毒

环境消毒是阻断诺如病毒从污染环境传播给人的最关键措施之一,主要的方法有化学消毒法和加热消毒法。化学消毒法广泛应用于环境物体表面和空气消毒,常见消毒剂包括含氯消毒剂、过氧乙酸、过氧化氢、臭氧等;无法使用化学消毒剂进行消毒的物品,可使用加热消毒法(如衣物及床上用品、餐饮具等)进行消毒处理。

部分化学消毒剂(如含氯消毒剂)在环境中性质不稳定,须按照规定的配制浓度在使用前现场配制,现配现用;化学消毒剂的活性成分通常为氧化剂,有刺激性和腐蚀性,在配制和使用过程中要做好呼吸道、黏膜和皮肤表面的个人防护,如佩戴口罩、长袖手套、眼罩、帽子、工作服、鞋套等;采用加热消毒时,应注意保证加热的时间和温度要求。

学校、托幼机构、养老机构、公司、工厂等集体单位和医疗机构须建立日常环境清洁和消毒制度,指定专人负责并定期开展。日常消毒的重点场所和区域主要为厕所、食堂、公用的办公及生活区域等空间密闭和人员活动频繁的地方;重点消毒部位主要是门把手、水龙头、楼梯扶手、电梯按钮等经常被接触的物体表面。日常清洁消毒工作应做好消毒记录。

集体单位如发生诺如病毒感染疫情,要开展强化消毒措施;疫情发生后 24 小时内,应完成一次全覆盖的消毒工作。要重点做好诺如病毒高污染场所消毒,对发生病例或病例呕吐 / 排泄污染的区域(如教室、办公室、宿舍、厕所、走廊等场所),要立即进行规范清理呕吐 / 排泄物,并对被污染的环境表面和空气进行消毒。由于病例的呕吐物、粪便以及被其污染的物体有大量诺如病毒,为避免其他人员被感染,应立即将无关人员向相对清洁的地方疏散,清洁消毒人员应做好个人防护后再开展工作,在清洁消毒过程中应尽量避免产生气溶胶或扬尘。对公共区域等亦应迅速开展清洁消毒工作。疫情强化消毒工作要做好记录。

诺如病毒感染病例呕吐物规范处理流程包括:

1. 准备工作

(1) 人员疏散:将现场无关人员疏散。如呕吐发生在教室、办公室、会议室等房间内,将人员疏散至房间外;如发生在楼道等公共场所,则让无关人员不要围观、远离呕吐物,尽可能向上风区或其他相对清洁的方向疏散。人员疏散后,将病例送至医疗机构就诊,或暂时转移至单独隔离的房间休息。注意:陪送病例时,应注意避免近距离接触,陪护完成后要做好手部清洗消毒。

(2) 个人防护:清洁消毒人员要佩戴好一次性外科口罩、橡胶手套、一次性帽子、工作服、一次性防水鞋套,如有需要可佩戴眼罩。

(3) 开窗通风:如呕吐发生在室内环境,在做好个人防护后,将室内门窗打开通风。

(4) 药物配制:常用消毒剂为含氯消毒剂,目前常见的有粉剂(漂白粉)、片剂(泡腾片)、水剂(84 消毒液)等。在做好个人防护后,按照包装说明进行消杀药物的配制。共配制 3 份药物:1 份药物浓度(有效氯含量)不低于 5 000mg/L,用于呕吐物处理;2 份药物浓度(有效氯含量)不低于 1 000mg/L,其中 1 份用于环境消毒、1 份用于工作结束后个人防护用品的消毒。

2. 呕吐物处理及环境消毒

(1) 呕吐物处理:在做好个人防护后,用纱布、抹布等一次性吸水材料在配好的消毒药物(有效氯含量不低于 5 000mg/L)中完全浸泡后取出,将呕吐物表面完全覆盖,小心移除到装有配好的消毒药物(有效氯含量不低于 5 000mg/L)的垃圾袋 / 专用垃圾桶中浸泡 30 分钟,随后可做废弃处理。清除过程中要注意:避免接触污染物,应将呕吐物清理干净不留残渣,操作时应小心避免产生飞溅和扬尘。

(2) 环境清洁和消毒:呕吐物清除完毕后,要对被呕吐物及病例污染的环境进行一次彻底的物体表面消毒。用配制好的药物(有效氯含量不低于 1 000mg/L)对呕吐物污染的地面、桌椅、墙面等进行擦拭消毒,在消毒过程应尽量避免产生飞溅和扬尘;同时,在 24 小时内对单位内的其他公共场所进行一次全面的清洁消毒。

3. 消毒后工作

(1) 个人防护用品处理:首先将手套摘下,进行手部消毒;然后取下其他个人防护用品,防护用品均须浸泡在消毒液(有效氯含量不低于 1 000mg/L)中至少 30 分钟,之后可以作废弃处理。

(2) 手部清洁:个人防护用品处理完成后,进行手部清洗消毒,用流动的清水和香皂(或洗手液)采用 6 步法进行清洗。

(3) 消毒记录:在每次消毒结束后,要对本次消毒过程进行记录。记录的内容应包括消毒工作的时间、场所、消毒的部位、使用的药物名称和剂量浓度、工作人员等。

（4）健康监护：消毒工作结束后,开展消毒工作的人员要做好 3 天的个人健康监护,期间一旦出现呕吐、腹泻、发热等不适症状,应立即就医并做好个人隔离。

2.2.4 食品安全管理

加强对食品从业人员健康管理。食堂指定专人每日上班前询问食品从业人员身体健康状况并登记,如发现呕吐或腹泻者应立即调离岗位并隔离治疗,对缺勤的食品从业人员追查因病缺勤情况,如出现多人呕吐或腹泻应立即向辖区疾病预防控制机构报告。从事食品操作岗位的诺如病毒感染确诊病例症状消失 72 小时且连续 2 次粪便 / 肛拭子诺如病毒核酸检测阴性后方可解除隔离;隐性感染者须连续 2 次粪便 / 肛拭子诺如病毒核酸检测阴性后方可解除隔离。

加强对食品从业人员食品安全及个人卫生习惯的宣传教育。食堂应设置足够的洗手设施,并配备充足的肥皂或洗手液;教育食品从业人员在使用厕所后、进行食品加工操作前等环节必须规范洗手;严格要求食品从业人员在进行食品操作过程中佩戴口罩及手套,开展配餐等其他工作时须更换工作服,杜绝裸手直接接触即食食品。

加强对食堂设施用具及环境的清洁消毒。做好日常性食堂餐用具、设施设备、生产加工场所环境的清洁消毒工作。疫情流行期间,至少每天 2 次对食堂食品加工处理场所、就餐场所、设备设施和操作台面等进行消毒;加强对餐饮具消毒,消毒时间及消毒温度应达到相应的标准;消毒后餐具应置于餐具保洁柜内,严禁露天存放,餐具应统一由食堂发放。

对高风险食品（如贝类）应深度加工,保证彻底煮熟。疫情流行期间,停止供应高风险食品（如贝类、沙拉、熟食等）,必要时可采取暂停食堂供餐服务的临时控制措施。

2.2.5 水安全管理

集体单位应提供足够的安全饮用水,教育员工 / 学生喝开水;须指定专人负责供水管网及二次供水的监管,定期开展卫生学监测,禁止私自使用未经严格消毒的井水、河水等作为生活用水,使用直饮水设备应选定有合格资质的产品并定期进行维护,购买商品化饮用水须查验供水厂家的资质和产品合格证书。

已明确或高度怀疑疫情暴发是生活饮用水引起的,首先要暂停使用被污染的水源,查明污染来源后清除并阻断污染源对饮用水源的进一步污染;加强水源防护措施,必要时更换水源。市政供水受到污染,应确保自来水生产安全,混凝、沉淀、过滤等制水环节应按规范要求严格操作,并加强消毒措施;自备水源受到污染,应清除污染源,同时进行水质消毒;二次供水受到污染,应充分排放供水系统中残留的污水,通过增加投氯量等方式进行消毒;桶装水、直饮水机出现污染的,暂停使用,并立即对桶装水机、直饮水机进行消毒处理;如为桶装水污染引起的疫情,应立即停止该品牌（或批次）桶装水的使用,并进行产品溯源调查,重点调查桶装水制作工艺流程中的污染 / 风险环节和供应范围内其他集体单位或社区的疫情发生情况。

污染的生活饮用水采取控制措施后,要确保生活饮用水水质符合国家《生活饮水卫生标准》的要求,并经卫生学评价合格后方可启用相关饮用水。市政供水、二次供水和直饮水等恢复供水前,要采用含高浓度余氯的自来水对供水系统进行彻底冲洗消毒。

2.2.6 健康教育

疫情流行季节,各级政府及其卫生、教育、宣传、广电等部门应高度重视、密切合作,充分利用"12320"热线、广播、电视、报纸、网络、手机短信、宣传单、宣传栏等多种方式,开展诺如病毒感染防控知识的宣传,提高社区群众防控意识,养成勤洗手、不喝生水、生熟食物分开及避免交叉污染等健康生活习惯。健康宣教的重点包括:诺如病毒感染的临床特点,诺如病毒变异特点及高传染性,诺如病毒传播途径;家庭预防措施和患者确诊后的控制措施,医疗机构、学校、餐饮店等重点场所的日常预防措施和流行期控制措施;重点可宣教正确洗手方法、呕吐物及环境消毒流程等。

2.2.7 风险管理

疫情流行季节,集体单位应加强诺如病毒防控知识教育,规范开展晨午检和因病缺勤查因、日常性清洁消毒等工作,加强食品和水卫生管理,适时开展诺如病毒感染疫情风险点排查和管理工作,防止疫情发生。疾控机构应做好疫情和病原学监测,适时对社会和集体单位发布诺如病毒感染的预警信息。

疫情发生期间,集体单位应指定专人开展舆情监测(包括电视、报纸、网站、微信、微博等),及时疏导学生、家长等的情绪,事发单位及所在辖区相关部门开展媒体沟通准备或应对工作。疫情处置中的重要控制措施(如全校停课、暂停大型集会活动及公共课程等)应谨慎采取,建议由疾病预防控制机构根据疫情的规模和传播危险因素、控制措施落实情况等,实时开展疫情发展趋势研判和风险评估,提出针对性的控制措施建议。

发生跨区域或重大的疫情建议由上一级疾病预防控制机构牵头处置,必要时可启动突发公共卫生应急预案开展应急处置工作。

(执笔人 孙立梅 李晖 黄琼 张萌 方苓 杨芬)

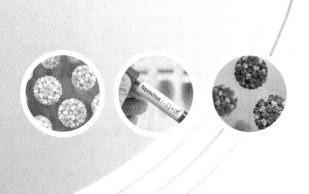

第 3 章

食源性暴发

3.1 食源性暴发调查处置要点

食源性暴发的流行病学特征主要表现为大部分病例具有共同食物暴露史或共同进餐史,病例分布与污染食物的供应范围一致,停止污染食物供应后暴发即明显控制或停止。诺如病毒的食源性传播又可分为两类:经食物传播和经厨工传播,二者流行特征比较见表 3-1。

表 3-1 经食物传播与经厨工传播的诺如病毒感染暴发、流行特征比较

	经食物传播[1]	经厨工传播[2]
流行曲线形态[3]	往往单一峰,持续时间一般不超过1.5 倍(最长潜伏期—最短潜伏期)	单峰少见,常为多峰,峰与峰间隔约等于就餐时间间隔。持续时间可能较长
可疑餐次/食物	借助分析性研究常常能锁定某一餐次/某一种食物	分析性研究往往无阳性结果,即使有,也可能是多个餐次/多种食物,阳性结果相对分散,不集中
实验室证据	食品中很少的病毒颗粒就可以导致人群发病,而受限于目前食品中诺如病毒的检测技术,目前能在有流行病学关联的可疑食物中检测到诺如病毒的机会很低	厨工发病先于暴发中的其他病例;厨工粪便或肛拭子检出诺如病毒,且其工作岗位与可疑就餐地点、餐次、食物相关联;厨工负责加工环境中可能检出诺如病毒,且与可疑暴露环节相关联;基因测序显示病例和厨工的诺如病毒高度同源

注:1. 经食物传播是指食物被病毒污染又未彻底加热而成为诺如病毒的载体,被人进食后引起的暴发,不包括厨工携带诺如病毒引起的污染;

2. 经厨工传播是指由于厨工的操作不规范(接触了受诺如病毒污染的高危食品而未及时洗手、隐性感染厨工/发病厨工继续工作等),从而导致加工制作好的食品被诺如病毒污染,被人进食后引起的暴发;

3. 流行曲线形态受控制措施的影响,如果监管部门介入及时,控制措施得当,曲线形态有可能改变,现场分析须结合实际综合考虑。

如果是怀疑经食物传播引起的,可疑餐次/食物的确定可借助分析性流行病学研究,通常采用病例对照或回顾性队列研究。在难以调查全部病例或暴露人群不确定时,适时开展病例对照研究;如暴露人群容易界定(电子就餐打卡记录等)且人群数量较少时,适合开展回顾性队列研究。需要注意的是,由于诺如病毒传染性极强,一起暴发中往往混杂了多种传播模式,流行曲线上的后期病例往往是由于人传人引起而非流行初期的共同暴露因素,如果简单地以全体病例纳入病例组,则很可能由于病例组中暴露因素的多样化而影响了对初期暴露因子的筛查。因此,病例对照研究调查中病例组尽可能选取暴发早期的病例,建议选取第一个发病高峰前的病例,且尽可能以特异度高的可能病例/确诊病例为主。对照组数量至少为病例组的 1 倍及以上,如条件允许可适当增加对照组人数,并开展实验室检测排除对照组中可能的诺如病毒隐性感染者。在筛选出可疑食物后,再进一步调查食物加工方式等。

　　如果是怀疑经厨工传播引起的,调查组成员应重点关注厨工健康与考勤情况、厨工个人卫生等。重点调查易被诺如病毒污染的高风险食品的供应种类、原料、加工用水、生产加工人员健康状况、加工过程、食物保存条件及时间、加工是否可能存在交叉污染、餐饮具消毒与分发等因素。

　　由于被污染食品的诺如病毒数量常常少于 10^4 拷贝/10g,病毒含量低,且食品成分复杂,PCR 反应抑制物多,受限于样品的前处理技术,目前也缺少统一的操作标准,因而食品中诺如病毒阳性检出率很低。大部分食源性诺如病毒感染暴发的传播途径确认主要为流行病学调查依据,缺乏实验室检测支持。就目前文献报道看,诺如病毒的高风险食品主要包括双壳贝类(蛤、牡蛎、贻贝等)、草莓等浆果、沙拉、熟食、凉菜、冷加工糕点(三明治、裱花蛋糕等)等。因此,调查人员在现场如果发现上述食物,可重点采样,交由实验室进行尝试性检测。双壳贝类和草莓等浆果中诺如病毒的检测方法相对较为成熟。

　　由于有症状的厨工在发病期排毒及恢复后至少 3 周内仍可能持续排毒,无症状感染的食物加工者与显性感染者也有相似水平的排毒量,很容易导致食源性诺如病毒感染暴发。因此建议有条件的公司/单位在秋冬诺如病毒流行季加强对厨工的管理和筛查,尤其是一些供餐量大、人群密集的高风险场所。此外,暴发发生后,最有效的预防就是限制接触受污染的食物和阻断厨工引起的传播,厨工病例及隐性感染者须连续 2 次粪便/肛拭子诺如病毒核酸检测阴性后方可返岗。本章共采编 2 个案例,分别讲述经食物传播和经厨工传播引起的诺如病毒感染暴发案例,从流行病学病因和病原学病因进行证据收集和分析,旨在为食源性诺如病毒感染暴发调查处置提供一定参考。

(执笔人　梁骏华　黄琼)

3.2　案例解析

3.2.1　经污染食物引起的暴发

　　1. 事件发现与报告　2012 年 9 月 27 日中午,德国布兰登堡(Brandenburg,德国联邦州)公共卫生部门向罗伯特·科赫研究所(Robert Koch Institute,RKI,德国负责疾病防控与公众健康的权威机构)报告该州发生了几起急性胃肠炎暴发,地点集中在学校及托幼机构,发病人群主要是儿童和青少年。

发生暴发疫情的集体单位有个共同点,就是均由同一家食品供货商 X 提供午餐,而该供应商分店遍布德国。根据供货商 X 掌握的信息,在其供餐业务范围内另外的几个州,如柏林(Berlin)、图林根(Thüringen)、萨克森(Sachsen)、萨克森 - 安哈尔特(Sachsen-Anhalt),也有机构出现了类似胃肠炎病例。罗伯特·科赫研究所立刻向相关的政府机构,包括联邦风险评估研究所(Federal Institute for Risk Assessment,BfR),德国联邦消费者保护与食品安全办公室(Federal Office of Consumer Protection and Food Safety,BVL)及德国各州的卫生部门通报了相关的疫情态势,并要求继续监测,及时上报疫情信息。截至 9 月 27 日晚,经过信息汇总,RKI 获知,在德国东部的几个州,由供货商 X 负责供餐的学校及托幼机构报告病例数累计已达 4 000 多例。

2. 初步调查　罗伯特·科赫研究所与发生疫情的几个州公共卫生部门召开了视频会议,实验室对患者标本检测结果表明是诺如病毒感染。经讨论,调查人员作出如下病例定义:自 2012 年 9 月 19 日以来,曾出入受影响机构的任何人员,出现呕吐或腹泻症状,粪便标本检测诺如病毒阳性,其余致病因子检测结果阴性。该定义中的"机构"特指那些将餐饮服务交由专业餐饮供应商承包,且出现 10 例以上病例(对于小型机构,则只要求病例数达到该机构总人数的 10% 或以上即可)的单位。

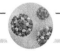　**解析与点评:**

病例定义应保持合适的灵敏度和特异度。在调查开始的初期,可结合对疾病的认识(既往经验)、病例具有的主要症状 / 体征特点、人群特点来综合考虑。

本案例中病例的临床表现主要为急性胃肠炎常见的腹痛、腹泻、恶心、呕吐、头晕、乏力等,考虑到发病人群主要是儿童和青少年,该年龄段人群由于心理发育尚未成熟等原因,容易产生群体性癔症。因此从症状上筛选病例,为保持一定特异度,选择了能反映客观体征的指标如"呕吐""腹泻"等;另外,从既往经验看,诺如病毒感染是欧洲国家最常见引起急性胃肠炎的病原体之一,以突起发病,持续时间短,呕吐 / 腹泻具有自限性为特点。从症状上看,尽管最初并不明确是何种致病因子导致了暴发,但结合症状,多间学校几乎同时发生暴发(前后相隔 1~2 天)且时值秋季,并且已有州立实验室检出诺如病毒,初步怀疑是诺如病毒感染引起的暴发也是合理的。为保持病例定义特异度,可把实验室结果也列为判定条件之一。至于在定义中的强调了"机构"的范畴必须是将餐饮服务交由专业餐饮供应商承包,则是由于接报初期就发现暴发疫情的机构共同特点就是均由同一食品供应商 X 提供午餐,这是对食源性传播的一个合理猜测,尽管初期并不能立刻确定,但可以此为调查的启动方向(病例定义是可以随着调查深入根据最新情况随时调整的),如果食源性的方向错误了,可以重新设计病例定义再行调查。因此,在该案例中,把食源性传播途径纳入病例定义,也是调查人员基于特异度的考虑。

此外,在制订该病例定义时,调查人员对"受影响机构"的定义并无明确限定必须由食品供应商 X 承包餐饮服务,其目的则是为了保持一定的灵敏度,以免漏掉了其他可疑的餐饮服务承包商。

在这次疫情中,德国东部 5 个州合计 390 个机构报告病例。以指示病例计,最早发病时间是 9 月 20 日,最晚是 10 月 5 日,大部分暴发集中在 9 月 25—28 日,报告发病高峰是 27 日(n=108,28%),见图 3-1a。每个机构感染病例人数的中位数是 21 人,四分位间距:12~37 人。

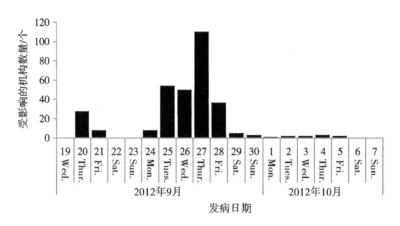

图 3-1a　2012 年德国跨州诺如病毒暴发发病时间分布图(机构数 n=309)

受影响最多的机构是学校(244/390,63%),其次是托幼机构(140/390,36%),另有 3 个是残疾人康护中心,2 个是养老机构,1 个是临床康复中心。累计搜索到 10 950 例病例,大部分是儿童和青少年,另有少部分为机构工作人员。发生暴发的机构粗罹患率的中位数是 14%(四分位间距:10%~22%),托幼机构粗罹患率的中位数是 18%(四分位间距:12%~27%)。38 例(0.3%)病例需要住院;大部分病例病程较短且有自限性。Saxony 州、Brandenburg 州和 Berlin 州是主要的暴发地区,同时也是受影响的机构分布最多的 3 个州(发生暴发的机构数分别是 130 个、129 个和 88 个)。

截至 2012 年 10 月 8 日,5 个受影响的联邦州中,4 个州的卫生部门报告了 555 份标本(其中病例标本 339 份,另有 216 份是食品供应商 X 的员工标本)的检测结果,其中 32% 标本检测为诺如病毒核酸阳性(病例阳性率 40%,员工阳性率 20%),未检出其他病毒、细菌或细菌毒素。

解析与点评:

从实验室检测结果看,病例的诺如病毒感染阳性率达 40%,且未检出其他病毒、细菌或细菌毒素,结合临床表现可以证实是诺如病毒感染引起的暴发。接下来需要考虑的是:诺如病毒感染暴发的 3 种传播途径——食源性、水源性和接触传播,究竟是哪种为主(或哪种为引起暴发的起始原因)。

水源性传播的可能性很小。依据:①各州上报的信息显示,并未发现发生暴发的机构饮用了同一品牌的桶装水/水源;②暴发机构分布在 5 个州,供水来源不相同,经生活用水传播的可能性也很小。

接触传播的可能性分析:暴发机构分布在 5 个州,初步的访谈未发现发生暴发的相关机构曾出席 / 参与过相同的集体活动(如运动会、大型会议等),因此接触传播在本次诺如病毒引起的多州暴发疫情中,至少不是起始原因。

食源性传播的可能性较大。依据:①水源性和接触传播的可能性较小;②接报初期就发现发生暴发疫情的机构共同特点是均由同一食品供应商 X 提供午餐。

在基本上确定了食源性传播途径的前提下,下一步就需要借助技术手段进一步分析是何种食物引起了暴发,本案例开展了 4 项调查研究。

3. 深入调查　调查人员在 3 个联邦州选择了 4 所发生暴发的中学开展了 2 项病例对照研究和 2 项网络问卷调查。其中,病例对照研究是直接在学校通过对学生开展访谈完成的,而网络调查则是借助 E-mail 电子问卷和网络调查完成的。上述 4 所学校均由食品供应商 X 及其分店负责提供午餐。

由于怀疑诺如病毒感染引起了该起多州暴发疫情,故将可疑的暴露时间限定在各学校指示病例发病时间的前 3 天内。4 项研究中,调查人员均调查了发病与是否在学校食堂进餐的关系,统计可疑暴露时间内午餐每种食物的暴露情况与是否发病的关系,并借助 OR、$95\%CI$、Fisher's 精确概率法开展统计。如果在同一次午餐中多个食物在单因素分析中被认为是可疑食物($OR>1$,$P<0.2$),则纳入多因素 Logistic 回归模型中进一步分析(表 3-2)。

(1) 病例对照研究一:该研究是 10 月 1—2 日在 Saxony 州的 A 学校开展的,该校在 9 月 24—30 日发生了急性胃肠炎的暴发,高峰在 9 月 26 日(星期三),并于 9 月 28 日停课。

由于该校病例集中在 5~7 年级(以 10~13 岁学生为主),调查人员定义病例为 9 月 24—30 日,在校学生中出现过呕吐或腹泻症状者。在全校近 70 例病例中,调查人员使用系统性随机抽样的方法从中选取 2/3 的病例纳入病例组。对照组则定义为在 9 月 24—30 日在校学生中未出现过呕吐或腹泻症状者,由副校长从 3 个班的学生中抽取。

10 月 2 日,调查人员还在上述研究对象中选择部分人群另外开展进一步分析,该研究将 9 月 28 日以后发病的病例剔除,只分析曾于 9 月 24 日(星期一)在学校食堂进食的人群。在该研究中,详细询问了被调查者有关草莓蜜饯的进食情况,因为该酱不仅用作主食,也被用作另外 3 款甜品中两款的制作原料。

本研究中,病例组 43 人(排除家庭继发感染病例)和对照组 54 人,两组人群年龄中位数均为 11 岁。流行曲线显示,43 例病例发病时间为 9 月 24—30 日,曲线呈快速升高态势,峰值在 9 月 26 日(星期三),当天报告病例 16 例,曲线提示点源暴发(图 3-1b)。

研究结果显示,与对照组比较,病例组在 9 月 24 日和 25 日的学校食堂午餐有更高的暴露比例(分别为 84% 和 81%),但在 9 月 26 日和 27 日却并非如此(分别只有 56% 和 40%),这可能是由于相当部分病例在 24、25 日已经发病而休息,没有暴露于 26 日及 27 日午餐的机会。

病例对照研究结果显示可疑食物是 9 月 24 日(星期一)午餐的小麦布丁草莓蜜饯($P<0.1$),用餐者可选择搭配樱桃、糖、肉桂或者冰冻草莓蜜饯。

在食用过 9 月 24 日学校食堂午餐的 36 例病例中,26 例曾食用过小麦布丁。进一步的调查结果表明,在24日学校提供的午餐中,前述4种供选择的配料(樱桃、糖、肉桂或者冰冻草莓蜜饯)中的前3种均已预制混合了草莓蜜饯。调查人员比较了病例组和对照组含草莓菜式的暴露比差异,发现病例组高于对照组($P<0.05$)。此外,调查人员另从进食过9月24日午餐的病例组和对照组人群中进一步分析,对比其对不同食物的暴露比差异,结果也发现草莓蜜饯是可疑食物($OR=8.20$,$95\%CI$:2.66~26.03;$P<0.01$)。

在确定了9月24日午餐是可疑餐次后,以此为暴露时间点,调查人员估计该病的潜伏期的中位数是2天(四分位间距:2~6天)。

(2) 病例对照研究二:该研究于10月4日在Thuringia州的B学校开展。之所以再开展第二次病例对照调查,目的是为了对比验证在不同的地理区域,导致暴发的可疑食物是否与病例对照研究一中锁定的可疑食物相同。

除以下条件外:①除5~7年级外,还另外选取了8年级学生;②暴发时间段为9月24—27日;③对照组从5个班的学生中抽取,病例对照研究二与病例对照研究一方法完全相同。

本研究中,病例组39人(排除家庭继发感染病例)和对照组73人,两组人群年龄中位数分别为11岁和12岁。流行曲线更为陡峭,39例病例中,36例集中在9月25日(17例病例)和26日发病(19例病例)(图3-1b)。

研究结果显示,病例组在9月24日和25日的学校食堂吃午餐有更高的暴露比例,但在9月26日和27日却并非如此。在24、25日这两天的午餐中,其中可疑食物是9月24日小麦布丁草莓蜜饯($P<0.1$),9月25日的意大利肉酱。同样的,与病例对照研究一相同,在24日午餐的4种配料中,草莓蜜饯也是已经预先与其中的2种混合搭配好的,因此,当调查人员把含有草莓蜜饯的食物作为一个变量统一纳入分析,结果显示发病与暴露的关联强度更高。在多变量分析中,同时纳入9月24日小麦布丁草莓蜜饯和9月25日的意大利肉酱,最终结果显示只有9月24日小麦布丁草莓蜜饯与发病相关($OR=16.87$,$95\%CI$:5.23~54.40,$P<0.01$)。

(3) 网络问卷调查一:该研究在Saxony州的C学校通过在线电子问卷调查。该校于9月的最后一周暴发了急性胃肠炎,并于9月28日停课。

研究对象为5~8年级学生($n=451$),通过老师发布信息给学生家长招募调查对象,告知该项调查的目的并邀请学生参与在线问卷调查。电子问卷除基本信息、临床症状外,还包括9月20—27日的食物暴露史。病例定义为9月20—27日,在校学生中出现过呕吐或腹泻症状者,其中发病日期为9月20—23日的病例归类为第一发病高峰病例,发病日期为9月24—26日的病例归类为第二发病高峰病例,发病日期为9月27—29日的病例归类为第三发病高峰病例。

本研究中,病例组54人和对照组75人,两组人群年龄中位数均为12岁(参与率:29%)。流行曲线提示呈现3个高峰(图3-1b)。总体来说,人群在9月20—27日曾在学校食堂进食午餐的比例(98%)明显高于对照组(76%)($OR=16.7$,$95\%CI$:2.4~710.1,$P<0.01$)。

在单变量分析中,在第一个流行高峰期间,统计结果显示德式草莓夸克(优格)和新鲜李子是可疑食物,进一步的多变量分析则提示只有德式草莓夸克(优格)是可疑食物($OR=27.13$,$95\%CI$:5.24~276.40,$P<0.01$)。

针对第二个流行高峰的分析发现,9月24日在学校食堂进食是一个暴露的危险因素(多变量分析:$OR=11.1$,$95\%CI$:1.4~88.4,$P<0.05$)。对其中35个菜式进行分析,发现6个可疑食

物,在进一步的多变量分析中,草莓蜜饯(*OR*=33.80,95%*CI*:3.41~∞,*P*<0.01)、豌豆和胡萝卜(*OR*=23.66,95%*CI*:2.22~∞,*P*<0.01)是可疑食物。

针对第三个流行高峰的分析发现,单变量分析发现有 3 个可疑食物与发病高峰有关,但进一步的多变量分析显示只有德式草莓夸克(甜品)(*OR*=45.42,95%*CI*:3.31~2 944.92,*P*<0.01)是可疑食物。

(4)网络问卷调查二:该研究 10 月 5 日在 Berlin 州的 D 学校开展。由于在调查实施时学校已经开始放假,因此面谈无法实施。调查人员采用问卷方式进行,问卷内容除人口学信息和症状信息外,也详细调查了 9 月 24—28 日的就餐信息(用餐方式是每天 4 餐,自助餐,每餐均有色拉),问卷通过邮寄发放给学生(18 岁以下,*n*=900)的家长完成。病例定义是在该校学生中,9 月 24—28 日期间出现腹泻或呕吐症状者。

本调查中,收到完整的答卷 86 份(应答率 10%)。包括病例组 14 人,对照组 72 人。病例组年龄范围 9~16 岁,对照组是 9~17 岁,二者的年龄中位数均为 12 岁。发病时间高峰是 9 月 27 日中午和 9 月 28 日早上(图 3-1b)。

曾于 9 月 24—28 日在学校食堂就餐这个暴露因素上,病例组明显高于对照组。在这期间供应的所有菜式中,只有小麦布丁草莓蜜饯是可疑食物。草莓蜜饯也与中国蔬菜一同搭配作为甜品供应,但仅一名学生曾进食过。此外,如果不依据食堂提供的菜式去统计食物暴露史,将凡食用过任一含有草莓蜜饯的菜式作为暴露变量进行分析,结果显示发病与暴露具有更强的关联性。考虑到草莓是最可疑的食物载体,以进食草莓时间(9 月 26 日 13 时)计算,结合病例的发病时间,得出致病因子潜伏期中位数是 35 小时(12~40 小时)。

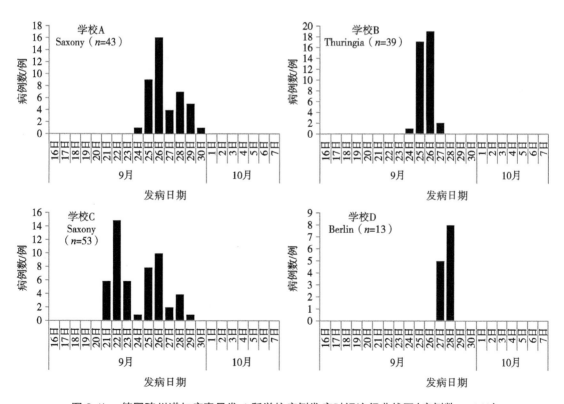

图 3-1b　德国跨州诺如病毒暴发 4 所学校病例发病时间流行曲线图(病例数 *n*=148)

表 3-2　2012 年德国一起跨州诺如病毒感染暴发的可疑食物的单因素及多因素分析

学校午餐暴露情况	病例 总数	病例 暴露比例(%)	对照 总数	对照 暴露比例(%)	单因素分析 OR	单因素分析 95%CI	单因素分析 P value	多因素分析 OR	多因素分析 95%CI	多因素分析 P value
病例对照研究一										
9月24日(星期一)	43	36(84)	54	41(76)	1.63	0.59~4.53	0.45	未开展		
小麦布丁草莓蜜饯	36	26(72)	40	20(50)	2.60	1.00~6.77	0.06			
任一含有草莓的菜式	36	32(89)	40	27(68)	3.85	1.12~13.21	0.03			
草莓蜜饯 c	37	28(76)	40	11(28)	8.20	2.66~26.03	<0.000 1			
9月25日(星期二)	42	34(81)	53	37(70)	1.83	0.70~4.84	0.24			
9月26日(星期三)	43	24(56)	53	38(72)	0.50	0.21~1.16	0.13			
9月27日(星期四)	43	17(40)	53	37(70)	0.28	0.12~0.66	<0.01			
病例对照研究二										
9月24日(星期一)	39	37(95)	73	40(55)	15.26	3.42~68.11	<0.01		a	
小麦布丁草莓蜜饯	37	30(81)	40	17(43)	5.80	2.06~16.30	<0.01		a	
草莓蜜饯	37	32(86)	40	11(28)	16.87	5.23~54.40	<0.01	16.87	5.23~54.40	<0.01
9月25日(星期二)	39	33(85)	73	42(58)	4.06	1.52~10.88	0.01		a	
意大利面	33	27(82)	42	25(60)	3.06	1.04~9.00	0.05		b	
9月26日(星期三)	39	3(8)	73	30(41)	0.12	0.03~0.42	<0.01		a	
9月27日(星期四)	39	9(23)	73	27(37)	0.51	0.21~1.24	0.14		a	
网络问卷调查										
第一高峰										
9月20日(星期四):德式草莓巧克力(甜品)	25	22(88)	60	15(25)	22.00	5.28~125.13	<0.001	16.87	5.23~54.40	<0.01
9月20日(星期四):新鲜李子	20	7(35)	53	10(19)	2.32	0.61~8.34	0.15		b	

续表

学校午餐暴露情况	病例		对照		单因素分析			多因素分析		
	总数	暴露比例(%)	总数	暴露比例(%)	OR	95%CI	P value	OR	95%CI	P value
第二高峰										
9月24日(星期一):草莓蜜饯	16	12(75)	27	3(11)	24.00	3.76~177.14	<0.001	33.80	3.41~∞	<0.01
9月25日(星期二):豌豆和胡萝卜	15	9(60)	27	2(7)	18.75	2.63~202.28	<0.001	23.66	2.22~∞	<0.01
9月25日(星期二):红卷心菜	15	7(47)	30	5(17)	4.38	0.88~22.35	0.03	b		
9月25日(星期二):酱	18	14(78)	26	13(50)	3.50	0.78~18.12	0.06	b		
9月24日(星期一):小麦布丁	18	13(72)	32	17(53)	2.29	0.58~10.08	0.19	b		
9月25日(星期二):煮土豆	14	8(57)	28	10(36)	2.40	0.54~10.96	0.19	6.10	0.55~∞	0.14
第三高峰										
9月26日(星期三):德式草莓夸克(甜品)	7	5(71)	25	1(4)	60.00	3.31~2 944.34	<0.001	45.42	3.31~2 944.92	<0.01
9月24日(星期一):水果酸牛奶	7	5(71)	26	4(15)	13.75	1.43~172.24	<0.01	b		
9月25日(星期二):原味酸奶	8	4(50)	24	4(17)	5.00	0.61~39.84	0.06	b		
网络问卷调查二										
9月24-28日在学校进食过任一午餐	14	14(100)	72	25(35)	35.00	5.51~∞	<0.0001	未开展		
9月26日(星期三):小麦布丁草莓蜜饯	14	10(71)	25	3(12)	16.45	2.77~139.3	<0.001			
9月26日(星期三):任一含草莓蜜饯的菜式	12	11(92)	21	5(24)	30.61	0.61~1 605.80	<0.001			

注:①本表仅展示与发病相关的阳性结果(P<0.2且病例的暴露比例达25%以上);②CI:可信区间,OR:比值比;③a:未考虑做多变量分析,b:未作为变量纳入多变量分析模型,c:分支研究(仅针对24日午餐草莓蜜饯的进食情况)。

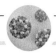　**解析与点评：**

　　在本案例中,调查人员还借助网络方式完成了调查。在网络信息化时代,网络调查比起传统的现场面对面访谈有着无可比拟的优势,比如节约成本、信息量广泛、数据采集效率及准确性更高、调查数据处理更快捷、不受地点限制等,借助网络完成现场调查是未来的一种趋势,值得推广。

　　4. 追踪溯源　冰冻草莓由食品供应商 X 及其区域性分店提供。受影响机构中,98%(368/377)机构的草莓均由食品供应商 X 及其分店供应,其余由另外两家小型食品供应商供给。这 3 间食品供应商的草莓均源自于 Y 公司。草莓是 Y 公司从中国进口的,进口量为 22 吨,包装规格为 10kg/ 盒,共计 2 201 盒,X 公司的使用量是这 22 吨的其中一部分。也就是说所有受影响的机构均曾接收了 Y 公司从中国进口的这批草莓。

　　从 10 月 5 日开始,罗伯特·科赫研究所(RKI)、联邦风险评估研究所(BfR)、德国联邦消费者保护与食品安全办公室(BVL)发布联合声明后,Y 公司开始从客户手中召回剩余的冷冻草莓(在这之前该公司早已停止向客户提供草莓)。经统计,该行动共计召回 1 136 盒草莓(超过 11 吨),其余的 1 065 盒(约 10.7 吨)被消费或在监管部门监督下被销毁。10 月 8 日,Saxony 州卫生部门从一个未开封的冷冻草莓包装盒(涉事产品)的草莓样本中检出诺如病毒。

　　5. 事件启发　流行病学调查提供充足的证据显示草莓是本案例诺如病毒暴发的食物载体。在不同区域开展不同的调查设计,结果无一例外均指出了进食含有草莓的各类食品与发病的显著关联。此外,在所有的调查中,受影响的机构在暴发的发病高峰前 2 天均供应了含草莓的食品,而在另一个机构中,由于含草莓的食品在不同的日期供应,导致在暴发中出现了数个流行高峰。

　　流行病学调查证据指导着区县、州和国家级食品安全工作调查。早期的证据指引着相关政府部门及时开展了草莓召回。从被封存草莓的诺如病毒的检出率中评估,召回行动至少避免了 11 000 人感染发病。德国食品饲料安全专案小组(German Task Force on Food and Feed Safety)的调查报告指出,某些使用受污染冷冻草莓的当地厨房在烹制过程中进行了加热,而有些厨房没有加热。研究者指出,草莓加热在一定程度上说明了为什么并非所有食用此类草莓的机构均报告了诺如病毒感染疫情。针对本次暴发,作为疾病防控的一项举措,德国政府特别建议易感人群所在机构(包括学校、托幼机构和敬老院)对冷冻草莓进行加热后食用。

　　近年来,因进食受污染食物而引起的感染暴发越来越多,比如在欧洲就发生过冷冻覆盆子或黑莓引起诺如病毒感染的暴发;混合冷冻浆果引起欧洲多国甲肝病毒感染的暴发;美国及欧洲发生的草莓污染引起甲肝病毒感染的暴发;德国发生的 O104:H4 污染豆芽、纽波特沙门菌污染豆芽引起的暴发等。究竟这些食物是如何被这些病原微生物污染从而导致暴发的? 目前并不清楚。上述这些暴发,包括本次冷冻草莓引起的暴发,未能详细阐明(还原)整个污染链条。毫无疑问,这对跨国的溯源调查提出了挑战。对于零售商的一系列上游供应链来说,阐明浆果如何被病原微生物污染的机制对制订有效的预防措施而言显得至关重要。在这起暴发中,*GI*、*GII* 型诺如病毒均从草莓中被检出,由于该起暴发的规模巨大,一个可能合理的假设就是在草莓的种植过程中使用了被诺如病毒污染的水源而导致了草莓污染。

　　本案例提示全球食品贸易时代发生大规模食源性疾病暴发的风险。大量的食品（该起暴发是 22 吨）被配送至世界各地大大小小的市场，从而增加了食品安全风险。公共卫生监测需要适应这些挑战，比如，发展能够检测到广泛传播的食物引起"散在分布式"暴发的分子分型技术，在不同地区的病例之间建立联系，使得通常看起来是零星的病例或小的聚集性疫情借助该技术来判断是否发生了大规模的暴发。本案例暴发的识别是由于几个邻近州累积本地同时暴发的疫情，因此，除了分子分型监测这种技术手段以外，就好像 Brandenburg 州疫情识别状态一样，通过与相邻州的快速交流，即使暂时不清楚致病因子是什么，也可以迅速识别跨区域的暴发，这种有效信息交流应该在常规的感染性疾病监测工作中实施。

　　每一起食品安全事故的背后都不是偶然的，其发生有必然的因素。以本案例为例，表面上直接原因是生产者的违法 / 错误操作行为，但更深层次原因是世界经贸一体化的加深、农业生产方式的转变、跨国的政府部门监管合作体制障碍等。同理，面对每一起现场调查，建议除完成常规调查工作外，还须养成主动反思、总结归纳的良好思维习惯，积极思考暴发背后的深层次原因，为构建有效的防控体系提供技术支持。

（执笔人　梁骏华　黄琼）

3.2.2　经厨工传播引起的暴发

　　1. 事件发现与报告　2017 年 2 月 16 日，某省疾控中心接 Q 市疾控中心电话，自 2 月 15 日上午 7 点 30 分起，Y 中学 50 多名学生陆续出现腹痛、恶心、腹泻、发热等症状，并集中在当天下午到 Y 管理区职工医院就诊。Q 市疾控中心采集 11 份学生肛拭子进行检测，发现 3 份肛拭子检测诺如病毒核酸阳性。Q 市公安局调取食堂视频，排除了人为投毒可能，另外对留样进行检测，排除了化学性中毒可能。临床专家的初步会诊意见是怀疑食物中毒。本次可疑食物中毒事件引起社会广泛关注，分管副省长批示食品监管部门和卫生行政部门要及时查明原因。为确定事件性质，查找可能的危险因素和传播途径，采取有针对性的防控措施，省卫生行政部门组织专家开展现场调查。

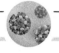

解析与点评：

　　突发公共卫生事件可能对当地的政治稳定、社会舆论等产生较大影响，容易引起政府领导、普通群众和新闻舆论的广泛关注。我国是一个高度组织性的社会，政府扮演着重要的角色，现场调查一般由卫生专业人员组成，如果缺少行政部门的支持，现场调查往往难以顺利进行。在调查过程中，调查者必须协调好各方面的关系，在充分运用科学方法和开发行政资源的基础上，保证调查顺利开展。

　　在我国，"自上而下"的调查往往成为常态，"自上而下"的调查模式能使责任清晰、主体明确、快速响应、行之有效，本次事件引起社会和行政领导的广泛关注，分管副省长批示要认真进行调查作出正确结论回应群众问题，省级层面派出食品监督部门和卫生行政部门牵头的两个工作组到现场调查。而事发当地公安部门和临床医生已作初步结论，调查组在当地的初步结论基础上，充分开展现场调查，快速准确地作出调查结论回应社会关切。

2. 初次调查

(1) 病例搜索:调查组制订病例定义:①疑似病例:2017 年 2 月 12—20 日,Y 中学所有学生和教职员工(包括食堂从业人员)中出现恶心、呕吐、腹痛、腹泻任一项者;②可能病例:疑似病例中出现呕吐或腹泻次数≥3 次 / 天者;③确诊病例:疑似或可能病例中粪便、肛拭标本或呕吐物标本 RT-PCR 方法检测诺如病毒阳性者;④隐性感染者:无临床症状但肛拭标本经 RT-PCR 方法检测诺如病毒阳性者。

通过查阅校医室和附近卫生院的门诊日志。按照《诺如病毒感染暴发调查和预防控制技术指南(2015 版)》的诺如病毒感染性腹泻调查表,对该校所有学生和教职员工进行病例搜索和回顾性调查。共搜索到 91 例病例,其中学生罹患率为 39.0%(90/231),教职工罹患率为 2.9%(1/34)。

(2) 流行特征分析:报告的 91 例病例中,疑似病例 25 例、可能病例 49 例、确诊病例 17 例。病例的主要临床症状为呕吐(54.9%)、腹痛(54.9%)、恶心(49.5%)、腹泻(45.1%)、发热(31.9%),见表 3-3。

表 3-3　某中学诺如病毒感染暴发病例临床症状一览表(n=91)

症状	病例数 / 例	百分比 /%
呕吐	50	54.9
腹痛	50	54.9
恶心	45	49.5
腹泻	41	45.1
发热	29	31.9
头痛	13	14.3

指示病例出现在 2 月 15 日 7 时 30 分,15 日 18 时发病人数达到最高峰,16 日起病例数开始下降,17 日后无新增病例,事件共持续了 3 天。根据诺如病毒感染潜伏期特点,发病时间分布曲线显示两个高峰,且第二个峰与第一个峰的间隔为 24 小时,可能为人传人的二代病例。而进一步分析走读生病例和住宿生病例作发病时间分布曲线,发现流行曲线均呈点源暴露特点(图 3-2a 至图 3-2c)。

报告病例中,90 例为学生,1 例为教师(八一班),学生罹患率为 39.0%(90/231),教职工罹患率为 2.9%(1/34),两者比较差异有统计学意义(χ^2=10.8,P<0.05)。3 个年级的 6 个班级有病例分布,罹患率最高的是七二班,各班级间的罹患率差异比较无统计学意义(χ^2=0.95,P=0.32),见表 3-4。

90 例学生病例中,最小年龄为 13 岁,最大为 16 岁,主要集中于 13~16 岁;男生罹患率为 22.0%(26/118),女生罹患率为 56.6%(64/113),二者比较差异存在统计学意义(χ^2=28.9,P<0.05)。走读学生为 65 例,住校学生为 25 例。走读学生和住校学生的罹患率分别为 40.4%(65/161)和 35.7%(25/70),罹患率比较差异无统计学意义(χ^2=0.44,P=0.51)。4 名食堂厨工均自述无任何相关症状,其中 2 名女性厨工的肛拭子标本检测诺如病毒 $G\mathrm{II}$ 型阳性。

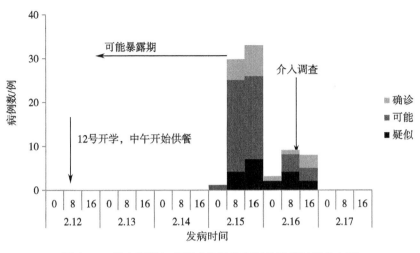

图 3-2a　某中学诺如病毒感染暴发病例的发病时间分布图

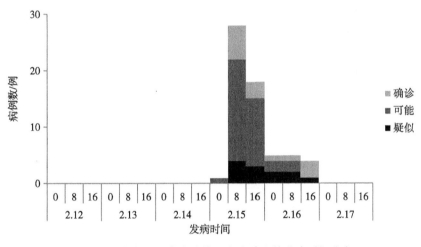

图 3-2b　某中学诺如病毒感染暴发走读生的发病时间分布图

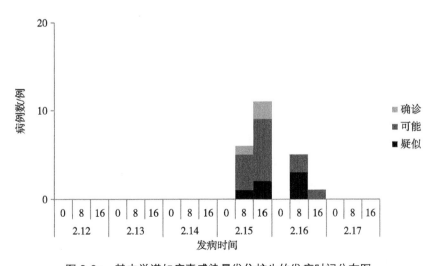

图 3-2c　某中学诺如病毒感染暴发住校生的发病时间分布图

表 3-4　某中学诺如病毒感染暴发学生病例班级分布（n=90）

班级	学生数／名	病例数／例	罹患率／%
七一班	29	11	37.9
七二班	31	15	48.4
八一班	41	17	41.5
八二班	35	13	37.1
九一班	47	18	38.3
九二班	48	16	33.3

（3）相关因素调查：该校为市政供水，学校老师和学生都统一饮用白开水，部分走读学生自带水，住校学生和走读学生的罹患率比较无差异，且该校附近的居民和学校饮用相同的水源，通过查阅周边卫生院和社区医院门诊日志，未发现超出基线水平的急性胃肠炎病例报告，提示水源性传播的可能性低。另外，对学校小卖部主要供应两个牌子的瓶装水和学校的桶装水进行诺如病毒核酸检测，检测结果均为阴性，进一步排除了经水传播的可能。

该中学只有一个食堂，学生和教职工餐食完全一样，住宿生三餐均在学校食堂吃，走读生一般在学校吃早餐，中餐和晚餐多数回家吃。教师一般只在值班时才在学校进食早餐，本次事件只有一名老师在学校进食早餐并发病。

解析与点评：

假设是解释暴发可能原因的一种推断，是基于已知的事实、前期调查获得的数据、信息产生的，经过验证可被否定或被证实，高质量的假设是暴发调查成功与否的关键。本案例调查人员运用现场流行病学思维推测这是一起可能由食物引起的暴发。认真调查每一个病例，重点关注特殊人群的发病情况和暴露史，如重点调查指示病例、末例病例、在学校进餐的老师病例，只暴露于某餐饮单位或某食物的病例等。一些特殊的信息为快速形成假设提供了重要依据，如本案例只有一名老师发病，老师在学校值班时才在学校进餐，不值班不在学校进餐等。走读生和住宿生都在学校进食早餐，且本次发病罹患率比较无差异，由此考虑在学校进食早餐引起诺如病毒感染暴发的可能性较大。

（4）实验室检测：采集 40 份疑似及可能病例样本，检测肠道致病菌和肠毒素结果均为阴性。采集 4 名厨工肛拭子标本，2 人检测结果为诺如病毒 GⅡ型核酸阳性。40 名出现胃肠道症状的学生，19 人检测结果为诺如病毒 GⅡ型核酸阳性。随机抽取 4 名老师肛拭子标本，1 名有症状的老师诺如病毒 GⅡ型核酸阳性。采集留样食品和厨房酱料、水样以及厨具涂抹样本均未检出诺如病毒（表 3-5）。

3. 再次调查　该中学只有一个食堂，学生和教职工餐食谱完全一样，住宿生三餐均在学校食堂吃，走读生一般在学校吃早餐，中餐和晚餐多数回家吃。教师一般只在值班时才在学校进餐。根据住宿生和走读生罹患率比较无差别，而在学校进餐少的教师发病较少的情

表 3-5　某中学诺如病毒感染暴发实验室检测结果

标本名称	诺如病毒核酸检测结果	采样时间
15 份学生肛拭子	5 份 GII 阳性	2 月 15 日
1 份学生呕吐物	阴性	2 月 15 日
1 份食堂面粉	阴性	2 月 15 日
29 份肛拭子(25 名学生,4 名老师)	14 份 GII 阳性(13 名学生,1 名老师)	2 月 16 日
1 份酱料	阴性	2 月 16 日
4 份厨房水样	阴性	2 月 16 日
6 份环境标本(厨房水龙头表面、操作台面、开水器表面、门把手、炒菜锅面)	阴性	2 月 16 日

况,提示学校食堂导致暴发的可能性较大。调查组根据初次调查建立假设,继续开展病例对照研究和食堂相关卫生学调查。

(1)病例对照研究:调查组选取 2 月 15—16 日发病的 37 名学生为病例组,在病例的同年级学生中按照 1∶1 的比例随机抽取无任何临床症状的 37 名学生作为对照,询问病例组和对照组学生发病前三餐的情况,见表 3-6。单因素分析结果显示进食 2 月 14 日的早餐(OR_{MH}=9.93,95%CI:1.17~84.04)会增加发病的风险。

表 3-6　某中学诺如病毒感染暴发可疑餐次病例对照研究结果

危险因素		病例 / 例	对照 / 名	病例 /%	对照 /%	OR_{MH}	95%CI
13 日	午餐	7	9	18.9	24.3	0.73	0.24~2.21
	晚餐	17	20	45.9	54.1	0.72	0.29~1.80
14 日	早餐	36	29	97.3	78.4	9.93	1.17~84.04
	午餐	14	15	37.8	40.5	0.89	0.35~2.27
	晚餐	32	27	86.5	73.0	2.37	0.72~7.79

注:学校未供应 2 月 13 日早餐,故未列在内。

(2)卫生学调查:调查组对学校的食堂进行了实地勘察并访谈食堂工作人员,供应全校师生饮食,厨房环境良好,有冰箱及消毒柜,由统一窗口供给教职工伙食,食堂实行 48 小时留餐制度。

食堂共有 4 名厨工:2 名女性厨师主要负责做菜,由一名主管负责到附近市场买菜,4 名厨工在学校食堂就餐,除 2 名女性厨师外,另 2 名工人口述 2 月 14 日早餐未在学校用餐,且 4 人均自述无任何发病症状。2 名女性厨师肛拭子标本均检测出诺如病毒 GII 型阳性,但均无症状,且其中 1 名厨工为 2 月份开学后新入职,未办理健康证。调查发现,2 月 14 日早餐仅供应热干面,面条由固定供应商提供,厨师当天早 4 时 30 分起床把面条先煮熟,然后用簸箕捞起来沥干水,放置铁案板上吹凉,早餐供餐时(7:30-9:00)用已煮好的面条放在开水烫后,再加定性包装的酱料后供餐给学生吃。

热干面具体加工过程如下:

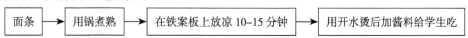

面条　→　用锅煮熟　→　在铁案板上放凉 10~15 分钟　→　用开水烫后加酱料给学生吃

（3）调查结论：结合流行病学调查、临床表现和实验室结果，本次疫情为诺如病毒感染所致的暴发，疫情波及某中学 3 个年级的 6 个班级，病例以中学生为主，罹患率为 33.8%。现场流行病学调查和卫生学调查提示，该起疫情可能是与 2 月 14 日的早餐热干面受到诺如病毒污染，污染可能与隐性感染厨工有关，病例食用受污染的热干面引起。

4. 事件启示　本案例暴发中该校两名厨师为诺如病毒隐性感染者，但仍然上班从事食堂工作。流行病学调查提示是否食用 2 月 14 日早餐在病例组和对照组中比较存在统计学差异，卫生学调查提示第二次加工热干面水温较低，如有诺如病毒污染容易导致食源性传播。本案例调查的局限性在于未能调查到热干面是如何被污染的。

诺如病毒感染剂量低，途径多样，常通过受污染的饮用水或食物、生活接触等造成暴发，也可通过吸入悬浮在空气中的溶胶传播。国内外报道了多起因食物引起的诺如病毒感染性腹泻暴发疫情，病例主要通过食用被污染的食物或由于受诺如病毒隐性感染的厨工污染食物而导致感染。我国学校类似原因的食源性肠道传染病暴发时有发生，冬春季节是诺如病毒感染性腹泻的高发季节，集体单位特别是学校、托幼机构存在发生聚集性疫情的风险，建议将疫情风险通报至教育部门，督促近期加强高校、托幼机构食品卫生管理；发现疫情及时通报至卫生部门。

（执笔人　李世聪　黄琼）

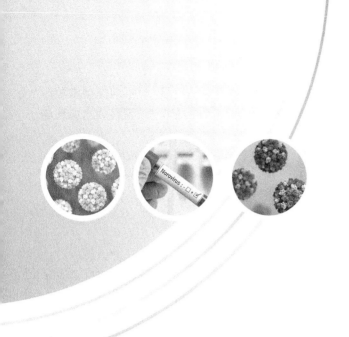

第4章

水源性暴发

4.1 水源性暴发调查处置要点

生活饮用水简称"饮用水",是指人们的饮水和生活用水,主要通过饮水经口摄入体内,或可通过洗漱、沐浴等生活用水摄入人体。生活饮用水的分类主要包括:集中式市政供水、二次供水、井水、桶装水等。

生活饮用水如被诺如病毒污染后可引发水源性暴发,水源性暴发调查须重点核查病例分布与供水管网分布或生活饮用水使用是否具有相关性。流行病学病因分析时,可先从人群分布着手,重点核查该生活饮用水的使用者和未使用者发病的差异,可采用描述性分析或回顾性队列分析;其次从空间分布着手,核查病例的住址/楼层/班级/宿舍等分布与供水管网或使用是否具有一致性,未使用该生活饮用水的人群无病例发生,饮用该生活饮用水或距离水源越近,人群发病风险越高;最后,须从时间分布着手,重点了解在事件发生前(可重点调查最长一个潜伏期,即3天前)生活饮用水发生哪些改变。

水源性暴发病原学病因确定的关键是在可疑污染水中进行诺如病毒核酸检测为阳性,这就需要每份水样采集量至少5L以上,通过超滤富集等方法,将水样进行浓缩后进行核酸提取检测。但当水样诺如病毒核酸检测结果为阴性时,不能作为排除水污染的依据,因为可能存在污染的水样没有被采集到。水样中检出的诺如病毒核酸可与病例标本核酸进行同源性分析,以进一步为水源性污染暴发提供更直接的溯源证据。

评价水源污染时也需要对不同类型生活饮用水进行现场勘察,查找污染的环节和原因,各类型生活饮用水现场核查的内容和方法不同,具体参见第2章。对可疑污染水进行卫生学监测和评价也可提供支持性证据,监测项目可根据实际情况进行现场检测,重点进行余氯、二氧化氯等消毒指标检测;同时,可进行水质细菌学指标(细菌总数、粪大肠菌群)检测以评价水样是否被粪便污染,从而为水污染提供依据。

本章共采编4个案例,分别讲述某农村中学井水污染、某镇集中式供水污染、某高校桶装水污染和某中学二次供水污染引发的诺如病毒水污染暴发调查处置,对不同类型水源污染进行了详实的调查,从流行病学病因和病原学病因进行证据收集和分析,旨在为水源性诺如病毒感染暴发调查处置提供一定参考。

(执笔人 孙立梅)

4.2 案例解析

4.2.1 经井水污染的暴发

1. 事件发现与报告 2009年9月6日上午6时至10时左右,某中学相继有8名学生向本校教师报告出现肠胃不适,学校立即将学生送往附近卫生院就医,卫生院接诊后即向县疾控中心和相关部门报告。

县疾控中心派出专业人员前往卫生院进行疫情核实,发现近期该院接诊的呕吐和腹泻病例异常增多,且主要来自某中学;因门诊就诊量剧增,接诊医生没时间进行登记门诊日志;调查人员核查近期诊疗处方,初步判定病例有174例。

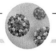 **解析与点评:**

事件发生在学校,涉及病例多,因场所的特殊性,需要考虑学生家长、社会各层面等对该事件的反响,注意舆情进展变化。

因该卫生院短时间内面临大量患者就诊,无法及时进行门诊日志登记,势必对后续疫情调查处置带来极大障碍。县疾控中心初次报告的174例病例中经核查有60人属复诊病例。

因此,调查组在抵达医院进行现场调查时,首先指导临床医生及时做好病例就诊登记工作,详细记录病例发病时间、主要症状和临床诊断等。同时,评估医院救治能力,如急救药物和抢救设备是否充足、危重症病例救治水平和能力等,必要时可请求上级医院派医生驻点指导救治工作、将危重症病例转诊或临时开放多家医院接诊患者等。

6日晚,县公安局及疾控中心调查后基本排除有机磷、氟乙酰胺、毒鼠强等化学性中毒可能,初步认为是食用不洁食物引起的疑似食物中毒事件,但对学校相关食物进行封存并采取相关措施后,仍有病例出现,遂向市级疾控中心报告。

2. 初次调查 该学校为寄宿中学(含初中部和高中部),有285名教师,在学校住宿和食堂就餐者分别占55.4%(158/285)、50.2%(143/285)。学生年龄介于13~19岁,全校共有5 484名学生,在学校住宿和就餐分别占99.2%(5 440/5 484)和98.8%(5 418/5 484)。另有85名职工从事保安、清洁和食品加工等工作。

疫情发生前两周内学校所在地无降雨,学校自8月31日开学以来未举办大型聚集活动。学校共设有教学楼4幢、学生宿舍楼4幢、教师宿舍楼5幢和1幢学校饭堂(内分教职工食堂和学生食堂）。学校饮水来自市政供应的自来水，因其供水量不足，学校 80% 的生活用水来自学校自备井水，其中 1 幢教师宿舍楼（位于舞台后）及 2 幢学生宿舍楼（旧宿舍楼）1~4 层生活用水使用井水。该自备水井深约 30m，井水由水泵抽取至学校后山的蓄水池内，并通过蓄水池供应学校师生生活使用。蓄水池周围有 3 个养猪圈，分别离蓄水池的距离为 0m、20m 和 60m。

市疾控中心于 9 月 8 日上午到达该中学开展现场调查工作，调查组以"9 月 1 日以来，在某中学的学生和教职员工中出现腹泻伴腹痛、恶心、呕吐症状之一者"为病例定义，制订调查一览表发放到学校各班，共收集到符合病例定义的 945 例，其中学生 937 例，老师 6 例，保安 1 例，饭堂职工 1 例。病例主要以腹痛（80.5%）、腹泻（77.1%）、恶心（53.5%）、呕吐（41.2%）、发热（33.1%）等症状为主，病例主要集中在 9 月 6 日和 9 月 7 日，分别占病例总数的 51.2% 和 33.9%。男女比例为 1.3∶1。学生病例分布在 69 个班，其中病例主要集中在高中部（872 例，占 93.1%）。

 解析与点评：

现场调查中，病例定义的制订是十分重要的环节。病例定义的灵敏度和特异度须根据疫情处置的不同目的进行调整。本次事件初次调查时的病例定义过于宽松，对腹泻次数未进行细化确定，同时将部分主观症状纳入，致使病例数多达近 1 000 人，对事件波及影响难以精准分析和研判。

病例的描述性分析是现场调查的基础，也是提出假设的关键。上述病例的三间分布分析多采用构成比，无法清晰准确地提出病例在时间、人群和空间分布上的差异特点，进而尚难以提出假设并开展深入调查。

县疾控中心于 9 月 7 日采集学校食品样本开展有机磷农药残留检验，结果均显示为阴性，井水做毒鼠强、氟乙酸胺检验，结果为阴性，以上食品及餐具同时进行致病菌培养检验。市疾控中心于 9 月 8 日采集病例呕吐物和粪便各 3 份，检测肠道致病菌（沙门氏菌、志贺氏菌、金黄色葡萄球菌、李斯特菌、副溶血性弧菌和蜡样芽孢杆菌），结果未出。因无诺如病毒检测试剂，无法检测该病原体。

根据患者临床症状和流行病学调查情况，初步考虑诺如病毒感染暴发的可能性大，但尚不能完全排除食物中毒的可能。依据为：

（1）所有病例主要表现为腹痛、腹泻、恶心、呕吐，大部分病例症状较轻，基本符合诺如病毒感染的临床特点。

（2）该起疫情暴发的传播方式可能为接触传播。经调查，高三 6 班 105 宿舍中病例钟某于床边呕吐时，呕吐物直接散落地板上，舍友简单清理呕吐物后未作任何消毒，该宿舍罹患率为 84.6%（11/13）。发病的 6 位老师均接触过患病学生，或送患病学生就医，或到病房探访过学生，或接触过学生递交的请假条，且接触后未作任何洗手消毒措施。发病的 1 名保安曾接触过因病请假就医的学生的请假条。

（3）诺如病毒通过食物传播的可能性不大。经调查，患病的 6 位老师在教师饭堂吃饭（在教师饭堂吃饭的员工有 370 人,罹患率为 1.6%),而 937 名学生在学生饭堂吃饭(在学生饭堂吃饭的学生约 5 000 人,罹患率为 18.7%)。

(4) 发病高峰为 9 月 6 日、7 日,推测 9 月 6 日前共同进餐的食物可能为可疑暴露因素,所有病例均在学校饭堂吃饭,有共同的进餐史,尚不能排除食物中毒。

(5) 人接触被诺如病毒污染了的食物或餐具可引起诺如病毒感染。经现场卫生学调查,饭堂的卫生状况较差,食物制作间、配送间等场所均无"防蚊""防蝇"措施,饭堂内地面有大量积水。

(6) 该起疫情持续时间较长,从 9 月 3 日起到目前已有 6 天,且饭堂的食物为每天上、下午分别采购,且 9 月 1 日至 9 月 7 日的食谱主要为青菜、猪肉和 9 月 3 日晚上的炒鸡蛋,判断为食物中毒的依据不足。

(7) 在卫生院查看 10 份因腹泻住院治疗的中学学生的病历,其中 8 份的血常规示白细胞升高,提示部分病例存在急性感染或呕吐引起的应激性升高。

 解析与点评:

事件调查中病原学病因确定应为首要任务,病例的采样和检测将极为关键。切忌大包围采样和依赖实验室检测结果为事件定性。本次初次调查中,病例采集样本不足,所采集样品种类及开展的检测项目也缺乏与病例的临床表现有机结合。

事件初步结论的依据只是简单罗列,缺乏逻辑性和合理性,致使结论可信度不高。

3. 再次探查 9 月 8 日晚,市疾控中心对学校采集到的 4 份病例标本(2 份呕吐物和 2 份粪便),开展腹泻常规致病菌及病毒检测,结果显示:霍乱弧菌、志贺氏菌、金葡菌等致病菌均阴性,轮状病毒阴性,3 份标本诺如病毒核酸检测阳性。

为进一步查明事件感染危险因素和有效控制疫情,9 月 9 日省市县组成联合调查组再次开展现场流行病学调查。

根据初次调查结果,联合调查组制订病例定义为:自 2009 年 8 月 31 日至 9 月 13 日,广东省某农村中学学生、教师和职工中具有腹泻≥3 次/天(伴有性状改变),和/或呕吐症状者。

设计病例发病情况一览表,包括姓名、年龄、职业、年级及班级、宿舍楼及房间、发病时间、腹泻及呕吐等临床症状、就医情况、饮用水及生活用水等信息;通过培训学校班主任和年级老师,并分别询问本班学生和本年级老师的健康情况进行病例搜索。本次疫情共搜索到病例 108 例,罹患率为 1.8%(108/5 854),其中学生罹患率 1.7%(92/5 484),教师罹患率 5.3%(15/285),另有 1 名校门卫发病。

(1) 指示病例发病情况:该起疫情发病最早为初三(3)班学生(男,16 岁),9 月 4 日凌晨3 时开始腹痛,当天共腹泻 4 次,黄色水样便,无恶心、呕吐等症状。发病前 3 天均在学校上学,未离开过学校。否认接触过腹泻/呕吐患者及其呕吐物。平时喝学校饭堂提供的开水,无饮生水习惯。9 月 11 日采集其肛拭子核酸检测诺如病毒阳性。

(2) 临床特点:108 名病例临床症状以腹泻(99.1%)、腹痛(82.4%)、呕吐(72.2%)、恶心

(61.1%)、腹胀(50.9%)、发热(38.0%)为主。82 名患者病程中位数为 2 天(P_{25}~P_{75} 为 2~3 天),大部分病例症状较轻,有自限性,无住院病例。9 月 7 日对 35 名病例采集粪便进行粪便常规检验,结果显示:黄色稀便,无血液、无黏液、无寄生虫、无红细胞、无白细胞、无浓球,潜血试验阴性。

(3) 三间分布

1) 时间分布:2009 年 9 月 4 日报告指示病例,发病高峰在 9 月 6 日(报告 65 例,占 60.2%),9 月 11 日报告末例病例,疫情共持续 8 天。

2) 人群分布:男性罹患率 2.0%(62/3 153),女性罹患率 1.8%(46/2 616),男女性罹患率比为 1.1∶1。学生罹患率 1.7%(92/5 484),教师罹患率 5.3%(15/285),教师罹患率高于学生(χ^2=17.2,P<0.05)。

3) 空间分布:患病的 92 名学生分布在 56 个班,班内患者中位数为 1 例(P_{25}~P_{75} 为 1~2 例),班内有 1~2 人患病共有 48 个班(占 85.7%);92 名患病学生分布在 67 个宿舍,仅有 5 个宿舍(7.5%)病例超过 3 例及以上;15 名发病老师分别在初三级、高二级和高三级的 19 个班上课。

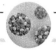 **解析与点评:**

该起疫情的病例时间分布呈现点源暴露,在疫情后期有拖尾表现;学生和教师均有发病;空间分布未发现病例在班级及宿舍存在聚集特点,提示该起疫情通过气溶胶传播引起暴发的可能性不大。

本起疫情暴发危险因素可能主要为食物和水。

---

(4) 食物相关因素调查:学校设有学生及教职工食堂各 1 间,工作人员和食物材料等均独立。食堂持有卫生许可证,从业人员 44 人,均有健康证明,近期无身体不适者。采集全部食堂从业人员的肛拭子标本进行诺如病毒检测,均为阴性。学生食堂每日约有 5 400 名学生就餐,日常供应食物主要为米饭,通心菜、洋葱、木耳、猪肉、鸡蛋、豆腐和鱼,每餐仅有一个菜式,每人自带餐具。教职工食堂每日约有 180 人就餐,每餐有 2~3 个菜。在食堂就餐同一餐次的学生和教职工食用饭菜均一样。

食堂环境较差,各功能分区的划分基本明确,但调查组现场查看食物制作过程,发现不同区域的工作人员来回频繁。食物制作间、配送间等场所均无"防蚊""防蝇"措施,紫外消毒灯悬挂于墙上而非吊于操作台上,饭堂内地面是普通水泥地,存在凹凸不平地方,同时有大量积水。

经分析,在学生食堂就餐的学生罹患率为 1.7%(90/5 418),不在学生食堂就餐为 3.0%(2/66),两者罹患率差异无统计学意义(χ^2=0.1,P=0.7);在教职工食堂就餐的老师罹患率为 7.7%(11/143),未在食堂吃饭的老师罹患率为 3.5%(5/142),两者罹患率无统计学意义(χ^2=1.6,P=0.2)。

解析与点评：

　　该学校食堂工作人员自述近期无身体不适,经对全部食堂工作人员采样检测诺如核酸均阴性,提示食堂工作人员近期无诺如病毒隐性感染情况,表明通过食品加工人员污染食物导致传播的可能性不大;查阅食堂近期供餐食谱,未发现供应双壳贝类食物、沙律和熟食等诺如病毒污染高风险食物;分析在学校就餐的情况,发现是否在学校就餐的学生间和教师间罹患率差异无统计学意义。

　　该起疫情通过食物传播的可能性不大。

　　(5) 饮用水调查

　　1) 生活饮水调查:学校饮水来自镇水厂供应的自来水,经食堂锅炉烧开后供学生饮用,经过滤系统处理后供教职工饮用。经调查学校周边居民及卫生站,未发现胃肠炎病例异常增多的情况。

　　2) 生活用水调查:学生宿舍生活用水中,旧男生宿舍和旧女士宿舍楼的 1~4 层均采用井水供应,5~6 层采用自来水供应,而对于新男生宿舍和新女生宿舍楼,每幢楼均有两个泵,分别将自来水和井水供应到不同的楼层,据学校水工介绍,由于自来水常常供应不足,因此,在新男生宿舍启动自来水泵的时候,新女生宿舍肯定用不上自来水,只能用井水,反之亦然。通过对两幢新宿舍楼管理人员访谈,表示水源使用并无规律可循,一般都是开自来水泵,当发现水泵空转或者是水不够,就立即开启井水泵。

　　教师宿舍除舞台后宿舍楼使用学校水井外,其他 4 栋均只使用市政自来水厂的供水。

　　3) 水量使用情况调查:据水厂有关人员介绍,学校的自来水用量平均为 8 000~10 000 吨 / 月,按照全校 6 000 人计算,人均 44~55 升 / 天;远远低于人均 200 升 / 天的用量标准。提示井水用量在全校的总用水量中占很大的比例。

　　4) 井水调查:调查组现场勘察,水井周围无可疑的污染来源,并排除人为故意污染的可能。

　　由于水井为全封闭式,深达 30m,井水来源情况不详;因学校井水蓄水池周边有猪圈,且学校内排污系统无法查明是否存在渗漏。该水井未实施任何过滤、消毒等措施,亦未开展水质卫生学检测和评价工作。

解析与点评：

　　该校师生生活饮水主要来自市政供水体系,经到周边社区医疗机构搜索急性胃肠炎病例就诊情况,未发现社区急性胃肠炎病例有异常变化,表明疫情仅局限在学校,提示市政供水未出现污染的可能。

　　生活用水在学校主要来源于市政供水和学校自备井水,且自备井水为学校主要生活用水水源,约占 3/4 供给量。同时,井水分别供应给学生和教师宿舍楼,教师和学生都有病例报告。

　　提示:学校井水被诺如病毒污染的可能性大。

4. 追根溯源

(1) 回顾性队列研究:经调查学校管水人员,学校 2 栋旧学生宿舍的 1~4 层和 1 栋位于舞台旁的教师宿舍楼日常生活使用井水,旧学生宿舍的 5~6 层及其余 4 栋教职工宿舍楼均使用自来水;因其无法提供自来水及井水管网分布图,另 2 栋新学生宿舍楼学生生活用水类型不明确。

回顾性队列研究结果显示:生活用井水人群的罹患率为 2.0%(47/2 324),生活用自来水人群的罹患率为 1.0%(14/1 367),两者罹患率有统计学意义(χ^2=4.68,P=0.03),生活使用井水人群罹患率是使用自来水人群的 2 倍(RR=2.0,95%CI:1.1~3.6),提示使用生活用井水是引起本次疫情暴发的危险因素。

(2) 实验室检测

1) 水样标本:县疾控中心于 9 月 8 日采集食堂井水储水池共 2 份标本,上送省疾控中心检测,结果均为诺如病毒核酸阳性。

县疾控中心于 9 月 6 日采集学校井水送市疾控中心检测,结果显示:菌落总数 2 200CFU/ml,总大肠菌落 72MPN/100ml,耐热大肠菌群 72MPN/100ml,不符合《生活饮用水卫生标准》要求。

9 月 10 日及 16 日分别采集水井消毒前和消毒后学校井水标本送省疾控中心检测,结果显示为诺如病毒核酸阳性和弱阳性。

9 月 16 日采集某镇自来水厂、某镇沿江路河水和饭堂锅炉水送省疾控中心检测,结果均为诺如病毒核酸阴性。

2) 诺如病毒阳性标本同源性分析:选取 RT-PCR 扩增效果好的阳性标本 4 份(包括 2 名学生、1 名教师和 1 份井水)进行序列测定,四份标本核酸相似性为 100%,经与 GenBank 进行 BLAST 比较属于诺如病毒 *GII-4* 群。

(3) 事件调查结论

1) 本起事件确定为因感染诺如病毒引起的感染性腹泻暴发:临床症状以腹痛、腹泻及呕吐为主,均为轻症病例,无住院及危重、死亡病例,经对症治疗,病情好转,部分病例具有自限性。

病例分布在时间上有明显的聚集性。采集学校学生、教职工 66 名病例及非病例肛拭子样品送检,其中有 13 份检测出诺如病毒阳性。

2) 本起事件主要由学校井水被污染引起疫情暴发,共同暴露食源性引起暴发的可能性不大,不排除疫情后期存在人与人密切接触传播有关。

从学校的病例发病时间分布图来看,疫情早期呈现点源暴发模式,通过病例的呕吐物或粪便造成的可能性小。

学校的井水未经过任何消毒处理,直接供给学生宿舍和舞台后教师宿舍,作为生活用水使用。水井打造不规范,存在周围污染源渗漏的隐患。对井水及患者肛拭子进行诺如病毒荧光定量 PCR 检测,结果显示阳性,经过序列测定分析,井水及患者检出的病毒核苷酸序列同源性为 100%,提示井水及患者检出的病毒同源。且菌落总群及耐热大肠菌群均超出国家生活饮用水标准。

高中部与初中部学生绝大部分在饭堂吃饭(不在学校进餐的学生有 65 人,其中有 2 人符合病例定义,罹患率为 0.3%),但高中部与初中部罹患率有统计学差异(χ^2=13.54,P<0.01)。

分析老师与学生中是否在饭堂吃饭的罹患率,两者均无统计学差异。排除食源性污染引起的暴发。

诺如病毒可通过人与人接触进行传播。该校师生人数众多,课室和宿舍里人员密度高,存在人传人的危险因素。

5. 事件启示　本起事件经流行病学病因溯源,使用井水作为生活用水是疫情暴发的危险因素,且在井水中检出诺如病毒,感染患者的诺如病毒与井水的诺如病毒经序列测定具有100% 同源。流行病学病因和病原学检测均较好印证本事件暴发原因:污染诺如病毒的井水做生活用水。

但对于使用井水作为生活用水的方式和时间段尚未开展深入调查;由于条件限制,亦难以探明井水病毒的污染来源。从现场勘察看,水井周围无可疑的污染来源,并排除人为故意污染的可能。由于水井为全封闭式,深达30m,井水来源情况不详;因学校井水蓄水池周边有猪圈,且学校内排污系统无法查明是否存在渗漏,尚无法确切评估井水污染来源。

近年,在农村地区及集体单位因诺如病毒污染水源引起的胃肠炎暴发时有发生,分析原因主要是水源水取水点不规范,乡镇小型水厂缺乏有效管理,消毒制度及监测制度落实不佳,甚至部分单位井水未开展水卫生学评价和监测。鉴于当前我国农村地区存在大量小型多种类供水系统,加强农村及集体单位饮用水安全管理是各级政府及各相关部门工作的重中之重。

(执笔人　孙立梅)

4.2.2　经市政供水污染的暴发

1. 事件发现与报告　2010 年 11 月 6 日 12 时,某市疾控中心接到某区疾病预防控制中心的电话报告,称辖区 C 镇中心医院近期接诊的胃肠病患者明显增多,仅 11 月 5 日夜诊的"腹泻、呕吐"病例达 51 例,因 2010 年 11 月 12 日第十六届亚运会马术比赛将在该镇举行,请求市疾控中心技术支援。

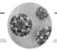 **解析与点评：**

> 镇级医院接诊的病例突然增多,排除全市某病整体流行高峰外,应重点排查是否具有区域特殊性,要充分考虑就诊人群的来源特征,是否存在流行病学关联,尤其是空间关联,是否存在共同暴露史等。

区疾控部门 6 日上午对接诊医生进行了现场访谈。接诊医生表示,病例的临床表现以呕吐为主,严重者每天呕吐 30 次,部分患者伴有腹泻症状,每天约 2~3 次,大便为稀便,少数患者伴有低热症状。多数患者经门诊治疗后,3~5 天病情明显改善,未发现重症及死亡病例。血常规检测显示,部分病例白细胞降低,其他未见异常。院方诊断为"急性胃肠炎"。求诊者自述近期家里的自来水有异味。C 镇距离亚运会马术场馆及亚运分村约 50~60km,患者均为附近居民,未发现病例中有亚运会游客、马术赛场相关人员。

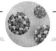 **解析与点评：**

较大规模卫生事件且适逢特殊时期,应及时派出应急队伍前往现场调查。调查人员应由传染病、食品卫生、环境卫生、应急处置等人员组成。考虑到亚运期间的特殊性,增派了生物恐怖应急队员。除常规的肠道病原体疫情调查工具外,应携带粪便标本、呕吐物标本、水标本等采样器械。因怀疑水质异常,携带水质快速检测设备很有必要。同时,应提前与实验室沟通联系,做好样本接收与检测的准备工作,包括检测项目、设备、试剂和技术人员准备,检测能力确认和外送协助检测信息沟通,特别优先检测项目以及样品在各实验室留转保存等。

2. 初次调查 当天,市、区疾控中心调查人员前往 C 镇开展了现场应急调查。现场对 C 镇中心医院门诊记录有电话登记的 32 名病例进行了电话调查。受访者均为本地居民,以在家务农为主,男性 21 名,女性 11 名。年龄最大为 81 岁,最小为 8 个月。临床表现中,有呕吐症状者 22 人,占 68.75%;有腹泻症状者 18 人,占 56.25%;有发热症状者 13 人,占 40.63%。症状持续时间 1~4 天。均表示近期未参加过聚餐、聚会等活动。同时,对 10 月 20 日以来该院肠道门诊量占医院门诊总量的变化趋势进行了统计分析,发现从 10 月 30 日起,肠道门诊就诊比例开始增多,如图 4-1a 所示。

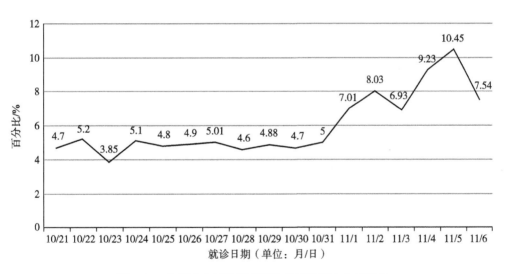

图 4-1a　C 镇中心医院肠道门诊就诊比例变化趋势图

 解析与点评：

要尽快准确完成门诊肠道病例就诊曲线。主要是为了掌握该院肠道门诊就诊基线资料,进而对比评估当前疫情态势严重程度。另外,也可以了解到疫情开始的时间。

现场调查过程中,类似这样的基线要把握两点:一是要快速绘制,二是要看变化趋势。有时候是比较分析一年某关注时间段的前后变化,有时候是比较同一研究区域不同年份的变化,有时则是分析研究区域与整体变化一致情况。

基线曲线图还可作为疫情结束判断的依据。如在处置人群基数比较大的集体单位流感暴发疫情中,不可能等到完全没有流感样病例才宣布疫情结案,此时往往依据"发病水平恢复到历史基线"作为判断标准。

调查人员开展病例搜索,结合本次疫情特点,搜索病例定义为:10 月 31 日以来,在 C 镇内工作或居住的人中出现每日排便 3 次或 3 次以上,且大便性状有改变(呈稀便、水样便等);或者每日排便未达到 3 次,但伴有大便性状改变和呕吐症状,或以呕吐为主要症状者,或有2 个及以上其他症状者,包括发热、腹痛、腹部不适和恶心。

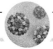 **解析与点评:**

病例搜索是疫情现场调查的一项非常重要且极为迫切的工作。搜索病例定义一般由限定的时间、地点、人群加临床表现(或加实验室检测)四部分组成。病例搜索的方法主要通过查阅 C 镇内各医疗机构门诊日志,各村卫生站门诊日志或处方,学校校医门诊日志等。同时,也应核实其他镇医疗机构近期肠道门诊就诊病例是否也出现异常升高现象。另外,应辅以入户走访调查。一方面尽可能多途径掌握人群发病情况,另外重点询问了解可能的致病因素、传播途径等。

经核实,截至 11 月 6 日,符合病例定义者 304 人。

时间分布显示,10 月 31 日有 4 例发病,以后每日发病数逐渐升高,到 11 月 5 日达到发病高峰,累计 89 例。

性别分布显示,男性 149 人(49.01%),女性 155(50.99%)人,男女发病比为 1∶1.04,男性罹患率为 0.41%(149/36 559),女性罹患率为 0.44%(155/34 975),男女患病差异无统计学意义(χ^2=0.64,P>0.05)。

年龄分布显示,年龄最大 84 岁,最小 8 个月。平均年龄 28.27 岁,发病中位数 28 岁。各年龄组罹患率见表 4-1。

表 4-1 C 镇群体性胃肠炎疫情病例年龄分布表

年龄 / 岁	人口数 / 人	病例数 / 例	罹患率 /%
1~5	6 847	50	0.73
6~15	10 066	11	0.11
16~25	19 855	76	0.38
26~40	17 551	88	0.50
40~65	14 101	71	0.50
65~	3 114	8	0.26
合计	7 134	304	0.43

地区分布显示,病例分布于 C 镇全部 17 个村落,其中累计发病 10 人以上的村落包括 T1~T5 村,上述 5 个村全部或部分由 A 厂供水,累计报告病例 267 例,占全部病例的 87.38%,见表 4-2。对其他镇医院电话询问调查,未发现肠道就诊病例明显增多现象。调查人员将病例村落分布在地图标示(图 4-1b)。

表 4-2　C 镇群体性胃肠炎疫情病例村落发病统计表

村落	病例数 / 例	构成比 /%	人口数 / 人	罹患率 /%	供水来源(水厂)
T1	160	52.63	10 024	1.60	A
T2	45	14.80	6 402	0.70	A
T3	36	11.84	4 062	0.89	A
T4	15	4.93	3 974	0.38	A+B
T5	11	3.62	2 290	0.48	A+B
T6	6	1.97	4 288	0.14	B
T7	6	1.97	3 274	0.18	B
T8	5	1.64	2 704	0.18	B
T9	4	1.32	2 652	0.15	B
T10	4	1.32	2 820	0.14	B
T11	4	1.32	6 492	0.06	B
T12	2	0.66	2 474	0.08	B
T13	2	0.66	4 292	0.05	B
T14	1	0.33	5 848	0.02	B
T15	1	0.33	2 802	0.04	B
T16	1	0.33	4 606	0.02	B
T17	1	0.33	2 530	0.04	B
合计	304	100	71 534	0.42	—

为了进一步了解 C 镇病例分布与饮用水供应关系,调查人员对水厂供水情况分布图与病例的分布进行了比对分析,结果如下(图 4-1c,见文末彩图):

 解析与点评:

　　病例在年龄、性别等特征上无明显的聚集性,提示人群普遍易感。其他镇未发现异常现象,病例在 C 镇分布较广,但存在一定的空间聚集性,T1~T5 村发病数较多,且全部或部分由 A 水厂供水,提示危险因素可能仅存在 C 镇内,A 水厂可疑。下一步应针对该镇居民饮用水情况开展调查。

3. 再次调查

(1)饮用水调查:据调查,C 镇居民主要由两个供水厂进行饮用水供应,两个水厂的水源均取自流经该镇的河流 L。

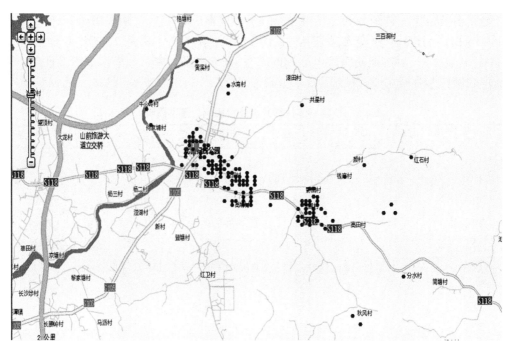

图 4-1b　C 镇群体性胃肠炎疫情病例地理标记图

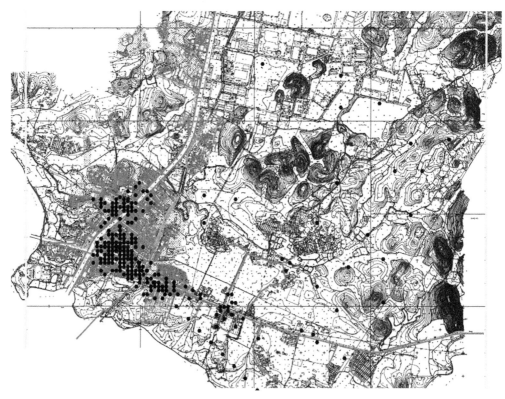

图 4-1c　C 镇群体性胃肠炎疫情病例地理标记与供水关系分布图
注：红色线示 A 厂供水管网，其余地区为 B 厂供水区域；● 示胃肠炎病例分布。

A 水厂主要供应 T1~T3 村的全部村民以及 T4~T5 的部分村民饮水。水厂的制水工艺按照常规的混凝、沉淀、过滤和消毒程序,消毒剂的主要成分是二氧化氯,消毒方法是二次投加(混凝前和出厂前)。调查发现该水厂存在以下缺陷和不足:消毒设备和管道比较陈旧,沉淀池和过滤池墙壁污垢较厚,工艺落后且管理不规范,未建立卫生管理制度,未按卫生要求设立实验室、无检测人员,没有进行水质监测。而且,距离该水厂水源下游 70m 的位置存在一个较大的生活污水排污口。10 月 1 日以来,污水处理厂提升泵站设备故障,污水没有进行处理,直接排放,排污口周围的水体呈黄浊颜色且伴有异味。位于 A 水厂供水区域内的村民普遍反映 11 月 1—4 日饮用的自来水浑浊且有异味。

　　B 水厂主要供应 T4~T5 的部分村民以及 T6~T17 全部村民饮水。水厂的制水工艺与 A 水厂大致相似,但调查发现该水厂采用新型的消毒设备,沉淀池和过滤池的墙壁较干净,且配有实验室和检验人员开展日常的水质监测,检验项目包括色度、浑浊度、臭和味、肉眼可见物、pH 值、总硬度、二氧化氯、菌落总数和总大肠菌群。监测频次为每日 2 次(菌落总数和总大肠菌群为每天 1 次)。B 水厂的取水点位于 A 水厂取水点上游约 8km 处(图 4-1d)。

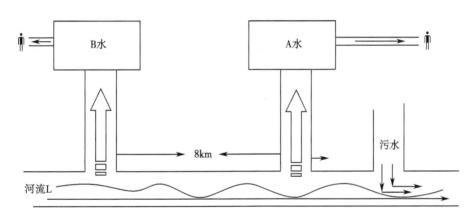

图 4-1d　C 镇 A 水厂和 B 水厂水源水位置分布图

　　现场消毒药指标监测结果:A 水厂和 B 水厂出厂水的二氧化氯分别为 0.05mg/L 和 0.38mg/L(标准值为≥0.1mg/L),管网末梢水的二氧化氯分别为 0.01mg/L 和 0.04mg/L(标准值为≥0.02mg/L)。

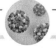 **解析与点评:**

　　在这种情况下,需要考虑对水厂水质进行检测,采样点应包括 A 水厂和 B 水厂的取水点、出厂水、管网末梢水。另外,城市污水排污口也应进行水标本采集。出厂水的检验项目为常规项目、农药相关项目、霍乱弧菌、伤寒副伤寒和沙门氏菌等。水源水的检验项目包括常规水质监测项目、农药相关项目、霍乱弧菌、伤寒副伤寒和沙门氏菌等。管网水的检验项目包括常规水质监测项目、霍乱弧菌、伤寒副伤寒和沙门氏菌等。

（2）标本采集与检测

1）病例生物学标本检测结果：某市疾控中心 11 月 6 日采集 8 例现症病例粪便标本以及 9 例病例的肛拭子标本当天送某市疾控中心进行病原检测。当晚,6 份粪便标本呈诺如病毒核酸阳性。细菌学检测结果均未检出肠道致病菌。

2）水质检测结果

① 水质卫生学指标：取自 A 水厂的水质监测标本显示菌落总数、总大肠菌群、耐热大肠菌群以及二氧化氯量等多项指标不合格；B 水厂出厂水、管网末梢水各检测指标均符合标准,见表 4-3。

表 4-3　2010 年 11 月 6 日 C 镇 A 水厂和 B 水厂水质卫生学监测结果表

检验项目	A 水厂出厂水		A 水厂管网末梢水		B 水厂出厂水		B 水厂管网末梢水		标准限值
	检验结果	合格情况	检验结果	合格情况	检验结果	合格情况	检验结果	合格情况	
耐热大肠菌群	未检出	合格	240（MPN/L）	不合格	未检出	合格	未检出	合格	不得检出
总大肠菌群	未检出	合格	240（MPN/L）	不合格	未检出	合格	未检出	合格	不得检出
菌落总数	740（CFU/ml）	不合格	1 100（CFU/ml）	不合格	10（CFU/ml）	合格	未检出	合格	≤100（CFU/ml）
伤寒、副伤寒沙门氏菌的分离及鉴定	未检出	合格	未检出	合格	未检出	合格	未检出	合格	不得检出
霍乱弧菌的分离及鉴定	未检出 O1 群、O139 群霍乱弧菌	合格	未检出 O1 群、O139 群霍乱弧菌	合格	未检出 O1 群、O139 群霍乱弧菌	合格	未检出 O1 群、O139 群霍乱弧菌	合格	不得检出

② 水质理化指标：A 水厂除出厂水铝（监测值为 0.221mg/L）,管网末梢水的铝（监测值为 0.221mg/L）和砷（监测值为 0.017mg/L）超标外,其余检测项目均符合《生活饮用水卫生标准》（GB5749—2006）。B 水厂除出厂水氨氮（监测值为 0.53mg/L）超标外,其余检测项目均符合《地表水环境质量标准》（GB3838—2002）Ⅱ类水质标准。

市疾控中心因事件早期获悉患者临床上腹泻且呕吐发生明显,比例高,就已怀疑为水厂水诺如病毒污染,接到报告当天即指示当地注意收集患者粪便标本和扩大采集水厂水样品送检排查诺如病毒。次日因在 6 份病例标本中检测诺如病毒核酸阳性,市疾控中心常规致病菌基础上增加对水中病原菌的诺如病毒核酸检测,结果如下：所有水标本均未检出霍乱弧菌、伤寒和副伤寒沙门氏菌等致病微生物；A 水厂的出厂水、管网末梢水以及城市污水排污口水样检测诺如病毒核酸阳性,见表 4-4。

表 4-4 2010 年 11 月 6 日 A 水厂和 B 水厂水中病毒检测结果

	采样点	监测采样份数	监测结果
A 水厂	水源水取水点	1	阴性
	出厂水取水点	1	诺如病毒阳性
	管网末梢水取水点	1	诺如病毒阳性
污水取水点		2	诺如病毒阳性
B 水厂	水源水取水点	1	阴性
	出厂水取水点	1	阴性
	管网末梢水取水点	1	阴性

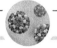 **解析与点评：**

　　由于在病例生物学标本中检测到诺如病毒核酸，结合病例的临床表现以及实验室检测结果，可以判定此次暴发疫情的病原体为诺如病毒。虽然目前流行病学描述性分析显示可能与 A 水厂供水有关，但尚不能明确结论，须进一步开展流行病学相关研究和现场调查。

4. 补充调查

（1）溯源调查：调查组进行现场观察并调查当地有关人员、查阅有关资料。调查发现，A 水厂和 B 水厂的水源水均取自河流 L，其日常径流量约 150 万立方 / 天；但因上游截水而致断流现象，10 月 26 日—11 月 3 日，每日出水量仅约 7 万立方。为进一步明晰河水流量变化与病例发生关系，对比作图如下（图 4-1e）。

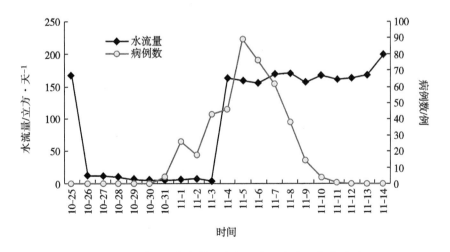

图 4-1e C 镇胃肠炎病例发病与河流 L 水流量变化关系图

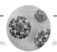

解析与点评：

　　提示病例的发生与河流水量变化有一定关系，从图中可以看出，在出现断流现象后的第 6 天胃肠炎病例开始增多。诺如病毒感染的潜伏期一般为 1~4 天，本案例中，水流量下降与病例数增多具有一定的滞后性，考虑为诺如病毒污染的排污水在河流内，逐渐进入取水系统。在水流量恢复正常后的第 3 天胃肠炎病例数开始回落。

　　（2）队列研究：为了进一步分析饮水与人群发病的关系，调查人员实施了队列研究。将村民中完全饮用 A 水厂供水和完全饮用 B 水厂供水者纳入分析队列，观察暴露于 A 水厂和 B 水厂两种供水情况下病例的发生情况。观察期限为 21 天，从 2010 年 10 月 26 日—11 月 15 日。将 11 月 15 日后进入本地者和 21 日观察期内未一直留在本地者剔除。所有的研究对象均告知其急性胃肠炎的风险并通过统一的标准化问卷进行面对面的采访，回顾性和 / 或前瞻性地收集相关研究信息。

　　研究发现，单独由 A 厂供水区域的 20 488 名居民中有 339 人发病，罹患率为 16.55‰；单独由 B 厂供水的 44 782 名居民中有 52 人发病，罹患率为 1.16‰，χ^2=282.13，P=0.00，RR=8.20（95CI%：6.12~10.99），见表 4-5。

表 4-5　C 镇群体性胃肠炎疫情队列研究分析表

	全部为 A 厂供水	全部为 B 厂供水	小计	χ^2	P	RR	95%CI
发病	339	52	391				
未发病	20 149	44 730	644 879	282.13	0.00	8.20	6.12~10.99
合计	20 488	44 782	714 534				

　　（3）进一步分子生物学检测：经分子生物学测序检测，水样本中检测到的诺如病毒与患者排泄物标本中检测到的诺如病毒核酸序列同源性测定显示为 100% 同源 / 质。

　　（4）调查结论：至此，本次事件可以明确为由诺如病例感染引起的暴发疫情，系由供应水厂的河流断流，造成城市污水中的诺如病毒通过反流污染 A 水厂供水系统，进而造成人群诺如病毒感染暴发。

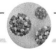

解析与点评：

　　本次事件结论主要依据较为充分且清晰：
　　（1）疫情开始时发病水平呈现突然的上升趋势并有大量的病例出现，提示存在明确的致病因素；
　　（2）绝大多数病例均聚集在 A 厂供水区域，而 B 厂供水区域的人群发病较少；
　　（3）病例的分布与 A 厂供水管网的分布高度一致；

（4）队列研究显示，相对于饮用 B 厂水，饮用 A 厂水为本次事件的危险因素，相对危险度为 8.20（95%*CI*：6.12~10.99）；

（5）A 厂无完善的消毒和水质检测制度，管网水的浑浊度和游离余氯等多项指标不符合生活饮用水卫生标准；

（6）8 份病例的粪便标本中有 6 份呈诺如病毒核酸阳性，在 A 厂出厂水、末梢水以及生活污水中均检测出诺如病毒，且病例粪便标本与饮用水标本中诺如病毒的基因序列 100% 同质。

5. 健康干预　11 月 4 日起，上游水库开始放水增加河流 L 的流量；11 月 6 日起，开展饮用水水质卫生的连续监测，专业技术人员开始进驻 A 水厂进行水质消毒净化、水质处理池、滤料及管网的全面消毒及水质监测工作，并规范水厂管理；11 月 9 日以后，卫生学指标全部达标。面对公众，开展预防感染性腹泻知识的宣传，教育居民养成饮开水、吃熟食、饭前便后和制作食品前洗手等良好的卫生习惯；加强学校、工厂、安养院等重点场所的疫情监测，落实学校和托幼机构晨检及健康巡查制度，一旦发现腹泻病例，及时隔离并劝其前往医院治疗；指导医院及家庭做好呕吐物、排泄物以及厕所的消毒处理；大力开展爱国卫生运动，及时清除垃圾及人畜粪便。自 11 月 11 日后，无新发病例出现，学校等集体单位未发生聚集性疫情，未出现重症住院及死亡病例（图 4-1f）。

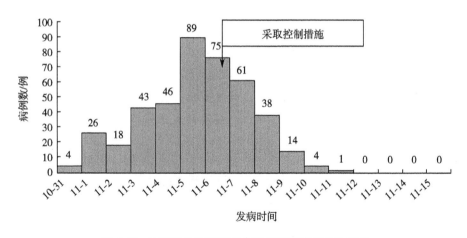

图 4-1f　C 镇群体性胃肠炎疫情病例发病时间分布图

（1）现场消毒监测结果：11 月 8 日，A 水厂和 B 水厂出厂水的二氧化氯分别为 0.20mg/L 和 0.24mg/L（标准值为 ≥0.1mg/L）；管网末梢水的二氧化氯分别为 0.12mg/L 和 0.18mg/L（标准值为 ≥0.02mg/L）；11 月 9 日，A 水厂和 B 水厂出厂水的二氧化氯分别为 0.2mg/L 和 0.4mg/L（标准值为 ≥0.1mg/L）；11 月 10 日，A 水厂出厂水、管网末梢水的二氧化氯分别为 0.14mg/L 和 0.07mg/L（标准值为 ≥0.1mg/L）。

（2）水质卫生学监测结果：11 月 9 日后，两间水厂的水质卫生学监测结果均合格。

（3）水中病毒学检测结果：11 月 9 日采集的 A 水厂和 B 水厂出厂水、管网末梢水诺如病毒检测结果均为阴性,污水口样本仍呈阳性,见表 4-6。

表 4-6　A 水厂和 B 水厂水样诺如病毒核酸检测结果

采样点		检测份数	检测结果	
			11 月 6 日	11 月 9 日
A 水厂	水源水取水点	1	阴性	阴性
	出厂水取水点	1	阳性	阴性
	管网末梢水取水点	1	阳性	阴性
污水口		1	阳性	阳性
B 水厂	水源水取水点	1	阴性	阴性
	出厂水取水点	1	阴性	阴性
	管网末梢水取水点	1	阴性	阴性

解析与点评:

　　说明采取措施科学有效,但是城市污水诺如病毒检测仍为阳性,今后仍须关注水源保护,确保水厂制水工艺特别是净化消毒得到措施落实,加强水厂水质卫生学监控。另外,在多数疫情现场,即便流行病学线索已经很明确是水污染导致,但在水标本中检测到诺如病毒并不多见。

　　此次疫情从 6 日采取措施后,在 1 个潜伏期内(2 天)发病高峰迅速呈回落态势,在 2 个潜伏期内(4 天)疫情即得到有效控制。说明所采取的措施科学有效且落实及时。纵观此次疫情发现及处理过程,有两点值得借鉴:一是完善的疾病监测体系。疫情发生所在的镇医院发现门诊的腹泻患者异常变化后能及时通过疾病监测系统报告给疾控机构,使得本次疫情在疾病早期就被及时发现,从而没有错失疾病控制的关键时间。另一方面,有效的应急响应机制。在接获医院报告后,疾控机构及时深入现场进行调查处理并及时查明为水源污染导致,从而能提出针对性的防控措施。在后续疫情的防控工作中,卫生监督部门及时进行了水厂消毒监督,水利部门及时进行了水源保护,政府部门及时进行了健康宣教,疾控机构及时进行了重点人群防控,及时采取多项综合防控措施使得疫情在较短的时间内得到有效控制。提示建立健全疾病的监测体系以及应急反应机制,对于疫情的早期预警以及及时处置尤为重要。国外有学者对法国近十年报告的经水传染病疫情调查分析后总结出的经验与本文相同:一旦发现疫情,流行病学和环境调查及危机管理应立即遵循既定的程序开展,而公共卫生监督等防控措施取决于及时的报告和全面的快速检测。

　　6. 事件启示　本次事件的传播途径主要为经水传播,但也可能存在粪 - 口传播等其他传播方式,所以除 A 厂供水区域出现大量胃肠炎病例外,B 厂供水区域也出现散发的个案。

　　由于诺如病毒感染后临床表现相对较轻,且有一定的自限性,部分感染者患病后可能没有前往医院就诊,故本次调查报告的病例数可能低估了实际人群的感染规模。

11 月份正值事件发生当地儿童秋季腹泻的高发季节,虽然本次调查显示 1~5 岁年龄组的发病率明显高于其他年龄组,但被纳入统计的低年龄组病例是否全部由于本次水污染事件所致,仍有待探讨。

本次疫情的发生发展过程被确定为城市污水污染 A 水厂水源后致人群发病。但是还有一种可能性为居民饮用 A 水厂供水导致诺如病毒感染暴发,继而造成城市污水诺如病毒阳性。因为在样本检测中未发现 A 水厂水源水标本呈诺如病毒核酸阳性。如果依据后者推测,那么此次暴发疫情的传染源可能存在于 A 水厂内。由于调查中发现供水的河流 L 其流量与人群发病呈现明显的负相关关系,即河流复流后,人群发病明显减少,使得结论偏向第一种推断。诺如病毒经水传播是暴发的途径之一,建立水中诺如病毒检测技术是查明病因的关键,应引起足够的重视。本案疫情报告早期水样品采样准备不充分,采集数量有限,致使 A 水厂水源水标本未检出诺如病毒存在,后期继续扩大检测也无阳性结果,未能构成完整实验室证据链,存在局限性。

流行病学现场调查的第一要务是病例核实。本次疫情病例核实工作采用的地理分布分析值得今后工作借鉴。关于传染病的空间分布特征对于肠道传染病、虫媒传染病暴发疫情的调查分析大有裨益。

本次疫情仍延续了暴发疫情处置的经典方法,即边调查边采取应急处置措施。当现场怀疑疫情可能为供水引起,卫生部门立即对两间供水厂开展了应急处置措施。因此可以看出,本次疫情在病因尚未明确的情况下,疫情已经呈现被控制趋势。

此次现场调查过程中,疾控部门对病例临床表现并没有花大量精力,只是通过医生访谈以及快速电话调查,掌握病例宏观的临床特征,了解恢复情况。回顾本次疫情可以看出,在市疾控中心处置当日,疫情的致病病原体即被实验室检测确诊。因此,流行病学调查工作的模式往往是在已知病原体的情况下探究传染源,分析危险因素,控制传播途径,采取必要的干预措施控制疫情发展。实际工作中,有些传染性疾病,如在流行高峰期出现的流感暴发疫情,把过多的现场调查和研究精力放在探究传染源上亦不现实。由此可见,结合不同的暴发疫情现场,流行病学调查的重点应各有侧重。

(执笔人　李铁钢)

4.2.3　经桶装水污染的暴发

1. 事件发现与报告　2015 年 11 月初,某高校陆续出现呕吐、腹泻症状病例,11 月 6 日校医发现急性胃肠炎学生异常增多;11 月 9 日,校方向当地区疾病预防控制中心报告疫情。当日下午,市、区疾控中心联合派出专业技术人员前往该校开展调查。调查结果显示:指示病例发病日期为 11 月 2 日,截至 11 月 9 日,该校累计出现 125 名病例,其中学生 123 例,教师 2 例,均为轻症,无重症及死亡病例;病例临床特征主要表现为腹泻(69.6%)、呕吐(63.2%)和发热(27.2%);采集肛拭子 20 份,包括 9 名病例、1 位校医、10 位食堂工作人员,8 名病例肛拭子为诺如病毒核酸阳性,其余均为阴性。

调查初步结论为“一起诺如病毒感染暴发疫情”,疫情发生原因待查。11 月 10 日,市疾控中心向省疾控中心报告疫情。省疾控中心于 11 月 10 日下午前往该校进行疫情调查处置。

2. 初次调查

(1) 基本情况:某高校远离市区,全校设有 6 个系 43 个专业 2 个年级,共有 6 412 名学生,

258 名教职工,154 名后勤其他人员。建有学生宿舍 7 栋、教工宿舍 1 栋;全校学生均住宿,老师如无课程安排不在校内居住。校内有 1 间校医室,配备 1 名医生和 1 名护士,仅设门诊,无住院病区。

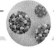

解析与点评:

　　该疫情发现和报告均不及时。某高校共有 6 412 名学生,且远离市区,但校医院仅有 1 名医生和 1 名护士,远不能满足工作需求。校医经验不足且警觉性不高,直至发病高峰期才发现异常。校方发现疫情后未立即报告,导致疫情扩散。提示卫生监督所应加强对学校传染病管理的卫生监督,疾控应加强对校医培训,防止疫情迟报。

　　(2) 病例搜索
　　1) 病例定义为:自 2015 年 10 月 30 日以来,某高校全体学生、教职工及相关工作人员中,有呕吐≥2 次 / 天或有腹泻(大便≥3 次 / 天且性状有改变)症状者。
　　11 月 11 日,调查组通过学校辅导员协助填写一览表以及查阅校医门诊记录搜索病例。采用统一问卷对重点病例进行面对面调查,其余个案采用一览表进行调查。
　　2) 调查结果显示:截至 11 月 19 日 18 时,共发现符合定义病例 238 例,罹患率为 3.49%。病例临床症状主要表现为腹泻(67.23%)、腹痛(60.08%)、呕吐(57.98%)、发热(28.15%)。

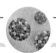

解析与点评:

　　在有严密组织架构的集体单位、工厂、公司等场所进行大型疫情调查时,通过其管理者下发病例一览表可以快速、高效地进行病例搜索,尽快明确疫情范围。患者数较多时不能对每个病例进行个案调查,只选取指示病例 / 首发病例、重症和死亡病例进行重点调查,其余病例采用自填一览表的方式进行调查,一览表中除个人基本信息外,也要有流行病学史相关项目,相当于简化的个案调查表。

　　(3) 流行病学特征分析
　　1) 时间分布:指示病例发病时间为 11 月 1 日,6 日达到高峰,随后出现平台期,11 日起发病数开始下降,20 日后无新发病例,见图 4-2a。
　　2) 空间分布:各院系均有病例发生,院系罹患率介于 0.78%~8.37% 之间。病例涉及所有 7 栋学生宿舍楼和 1 栋教工宿舍楼。各栋学生宿舍楼罹患率不同,4 号学生宿舍楼罹患率最高(6.7%),3 号学生宿舍楼最低(1.85%),详见表 4-7。学生病例主要分布在 163 间宿舍,占学生宿舍的 14.46%(163/1 127),教师病例分布在 2 间教师宿舍。
　　3) 人群分布:对学生病例进行统计,男生 105 例,罹患率 3.37%;女生 133 例,罹患率 4.47%。男女罹患率差异无统计学意义。学生罹患率 3.68%(236/6 412),教职工罹患率 0.78%(2/258),罹患率差异有统计学意义(RR=4.75,P=0.02)。厨工等其他人员无发病。

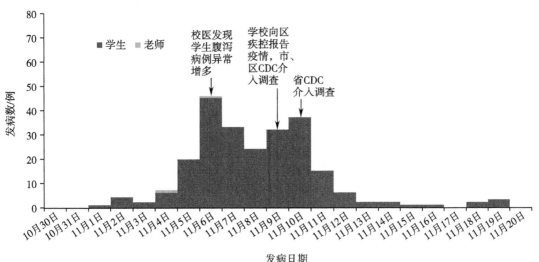

图 4-2a　某高校诺如病毒感染病例发病时间分布

表 4-7　某高校诺如病毒感染性腹泻学生病例宿舍楼分布

宿舍楼	发病数 / 例	入住人数 / 人	罹患率 /%	RR	95%CI
4	47	705	6.7	3.63	2.10~6.20
6	41	792	5.2	2.80	1.58~4.95
1	64	1 539	4.2	2.25	1.29~3.91
2	35	1 092	3.2	1.73	0.95~3.17
7	16	603	2.7	1.44	0.71~2.91
5	19	924	2.1	1.11	0.56~2.20
3	14	757	1.8	参照	参照

 解析与点评:

　　本事件流行病学曲线显示,11 月 1—3 日病例均不多,4 日以后病例开始大幅上升,早期病例共同暴露特征并不明显,6 日达到发病高峰后呈现持续传播或持续暴露特征。

　　从病例空间分布分析,患者遍布各个院系及宿舍楼,特别是 11 月 1—4 日的早期病例均来自不同的班级和宿舍,且病例之间无共同聚餐和活动史,因此早期病例是人间传播导致的可能性不大,疫情原因应重点考虑经食物或经水传播。

　　不同宿舍楼罹患率差异,此时应重点关注不同宿舍楼学生饮食与饮水情况的差异;患者主要是学生,教师较少,可调查教师与学生饮食与饮水的不同之处,从而帮助形成疫情暴发原因假设。

（4）现场卫生学调查

1）饮食情况：该校设有第一、第二两个饭堂，分别由两家公司承包。食堂楼共三层，一层为第一饭堂主要供学生用餐，现有从业人员34人；二层、三层为第二饭堂，二层主要供学生用餐；三层供教师及学生用餐，师生菜式相同，由二层厨房做饭，二、三层分餐，现有从业人员42人。2个饭堂均提供早、中、晚正餐及宵夜。

调查组于11月11日现场查看：第一、第二饭堂各功能分区明确，操作间配制齐全，食品加工、售卖区域卫生状况良好；餐具洗消按照"一冲二洗三刷四消毒"流程，清洗后集中采用远红外线消毒方式消毒，各环节有独立区域和明显标识；设有独立房间处理和存放熟食；饭菜存放售卖区域配置紫外线灯；不提供凉菜和外带熟食。学院北门有一个商业街，卫生环境尚可，现有餐饮店10间，流动小摊贩6个，从业人员约44名，提供小吃、热菜、凉菜、熟食和饮料等。

近1个月以来饭堂所有员工未出现因病缺勤，自述无腹泻、呕吐症状。调查组现场访谈饭堂重点岗位（从事食品洗切、加工、烹饪、分发和餐具清洗）员工20人，结果显示被访员工近1月无腹泻、呕吐等胃肠炎症状，其家庭成员也无异常。

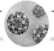 **解析与点评：**

分析学生和教师就餐地点，学生1~3楼均可用餐，教师在3楼用餐，用餐地点有差异。二食堂学生和教师菜式无差异，且二三楼菜式相同，因此假如二食堂供餐是引起本次疫情的原因，那么教师罹患率应和学生大致相同。如果是一食堂供餐有问题，那么就有可能导致老师和学生罹患率不一致，因此，后续分析性流行病学调查中应将病例发病前主要就餐食堂作为一个研究因素。由于学生就餐地点并不固定，早期病例发病已接近1周，且当时有学生怀疑第二食堂饭菜有问题，因此直接调查病例会存在严重的回忆偏倚，可调用学生的用餐打卡记录，数据则较为准确。

厨师均未出现腹泻、呕吐症状，但不能排除有隐性感染者的可能，也不能排除厨工故意隐瞒病情的可能。因此现场调查应对重点岗位厨师（尤其是第一食堂厨师）进行采样检测，以排除隐瞒或隐性感染的可能。

2）饮用水情况：学院生活用水来自自来水厂，自来水经管网接入学院后直接供应学院相应场所。学院在教师办公室、宿舍和学生宿舍提供桶装水，各教学楼未供应桶装水和直饮水。

学校的教师办公室、宿舍和学生宿舍由2个送水点提供不同品牌的桶装水。送水点1负责供应学生宿舍（第三、五栋），品牌为A。送水点2负责供应教师办公室和宿舍品牌为B，供应学生宿舍（第一、二、四、六、七等）品牌分别为C、B及D等3个品牌。

解析与点评：

学校生活用水为自来水，经调查，某市大学城该管网覆盖区域内院校自10月1日以来未发现急性胃肠炎病例异常增多现象；且该学校没有二次供水设施，不存在因蓄水池、水箱污染的可能。因此本事件经自来水传播的可能性较低。

桶装水供应方面学生和教师饮用品牌存在差异，不同宿舍供应桶装水品牌也不同，结合学生罹患率较教师高，送水点1覆盖的3栋和5栋罹患率较送水点2覆盖的宿舍低，考虑送水点2某品牌桶装水可能是引起本次疫情的原因。因此，后续分析性流行病学研究中应将学生饮用水类型作为一个研究因素。

现场调查时，应采集不同品牌不同批次未开封桶装水进行实验室检测，尤其是10月28日以来（指示病例发病前3天）新购进的批次。

3）环境卫生情况：教室、宿舍、食堂等场所及外周环境通风及清洁卫生较好。但部分公用卫生间未配备洗手液或肥皂等。

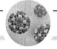 **解析与点评：**

综合描述性流行病学分析、现场卫生学调查结果，对疫情暴发原因形成以下假设：

（1）疫情早期经接触（人传人）传播可能性小

依据：早期病例分布在不同的宿舍、不同班级，且相互没有流行病学联系；流行曲线不支持。

（2）经食物传播有一定可能

依据：师生就餐地点、罹患率均有差异；流行曲线呈现持续同源暴露特征。

（3）经桶装水传播可能性较大

依据：送水点1供水范围（3、5栋）罹患率比送水点2供水范围罹患率低；流行曲线呈现持续同源暴露特征。

根据以上假设，可开展病例对照研究验证假设。病例组应选择早期病例作为研究对象（应是各班级、宿舍的首发病例），因为诺如病毒疫情后期可经接触和暴露于呕吐物、排泄物传播，若选择新发病例，则很难找到疫情暴发的源头。对照应选择无症状的健康人，若有条件还应剔除隐性感染者。调查内容除个人信息外，应包含饮食（主要关注就餐地点）；饮水（主要关注喝哪种水，若喝桶装水是什么品牌，喝水的方式为生水或开水）、相同病例接触史、呕吐物暴露史等。

3. 再次调查　调查组根据初次调查形成某品牌桶装水污染诺如病毒导致疫情的假设，继续深入开展分析性研究。

（1）病例对照研究：为进一步探明早期可疑暴露源和相关危险因素，调查组开展了病例对照研究。选择 11 月 1—6 日发病的 48 名搜索病例作为病例组，与病例同性别同班级但不同宿舍、11 月 1 日至今未出现呕吐、腹泻等不适症状的学生 48 名作为对照组。分析比较病例组与对照组在第一饭堂（一层），第二饭堂（二层、三层），以及校外商业街等地点就餐史和桶装水、自来水饮用情况。

单因素分析发现在第二饭堂就餐及饮用 D 品牌桶装水有统计学意义，将在第一饭堂就餐、第二饭堂就餐及饮用 D 品牌桶装水纳入多因素分析显示，饮用 D 品牌桶装水为可疑危险因素（$OR=13.69$，$95\%CI$：$2.63\sim71.34$）。详见表 4-8。

表 4-8　就餐和饮水暴露多因素分析结果

暴露因素	病例（%）	对照（%）	OR	95%CI
就餐地点				
第一饭堂	31（64.6）	36（75.0）	1.12	0.38~3.31
第二饭堂	41（85.4）	28（58.3）	2.81	0.91~8.67
校内小卖部	16（33.3）	15（31.3）	1.15	0.43~3.11
校外餐馆	20（41.7）	21（43.8）	0.99	0.39~2.53
饮水情况				
D 品牌	25（52.1）	5（10.4）	13.69	2.63~71.34
B 品牌	7（14.6）	13（27.1）	1.40	0.27~7.17
C 品牌	4（8.3）	6（12.5）	2.20	0.34~14.30
A 品牌	5（10.4）	7（16.0）	1.97	0.40~9.65
自来水烧开	3（6.3）	9（18.8）	参照	参照

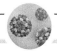　**解析与点评：**

病例对照研究显示，单因素分析发现在第二饭堂就餐及饮用 D 品牌桶装水有统计学意义，而多因素分析显示饮用 D 品牌桶装水为可疑危险因素（$OR=13.69$，$95\%CI$：$2.63\sim71.34$）。当出现两个危险因素都有统计学意义时，可考虑进行分层分析或多因素分析。本次调查中，学校内部对疫情暴发原因已有一些流言，部分学生对二食堂怀有偏见，调查时可能有严重的回忆偏倚，虽然后续利用食堂刷卡记录进行了校正，但调查者发现刷卡记录并不完全，约有一半的调查者均无刷卡记录。因此回忆偏倚可能是导致单因素分析时"在二食堂就餐"有统计学意义的主要原因。

后续调查发现，第二食堂中也有 D 品牌桶装水放在厨工工作间，厨工称学生一般不会来取水饮用，且 11 月 16 日现场发现正在使用的桶装水批号（生产日期）为2015/10/21，该批次桶装水未检测出诺如病毒。

（2）回顾性队列研究：61.76%（147/238）的病例发病前曾饮用 D 品牌桶装水，且指示病例、多例病例早期发病前均曾饮用 D 品牌桶装水。调查组检索宿舍送水记录和现场查看每间宿

舍使用桶装水情况,以使用不同牌子桶装水的学生建立队列,统计比较各队列在 11 月 1—6
日的罹患率,探索早期暴露源。结果发现使用 D 品牌桶装水的学生罹患率最高,发病风险最
高达 14.14 倍,见表 4-9。

表 4-9　饮水暴露因素回顾性队列分析结果

暴露队列	人数 / 人	病例数 / 例	罹患率 /%	RR	95%CI
D 品牌	1 272	52	4.01	14.14	3.23~61.87
B 品牌	1 693	10	0.59	2.04	0.27~15.22
A 品牌	1 560	11	0.71	2.44	0.34~17.58
白开水	1 485	6	0.40	1.40	0.17~11.57
C 品牌	346	1	0.29	参照	参照

 解析与点评:

　　回顾性队列研究是对研究假设的进一步验证。调查组以每个宿舍的桶装水品牌
作为宿舍中每一个人的暴露情况,虽然可能存在个别人烧水喝或买瓶装水喝,以及同
学间串门喝水等例外情况,但调查组认为对各队列总体罹患率的影响不大。回顾性
队列研究结果再次证实 D 品牌桶装水是本次疫情的危险因素。

　　(3) D 品牌桶装水使用量调查:调查组对学校疫情前期 D 品牌桶装水进货量和使用批次
进行调查,发现学校最近两次分别在 10 月 22 日进货 450 桶(批次:20151021)和 11 月 3 日
进货 270 桶(批次:20151102)。11 月 3 日进货后,病例逐渐增多,考虑批次为 20151102 的桶
装水可能为疫情的危险因素(图 4-2b)。

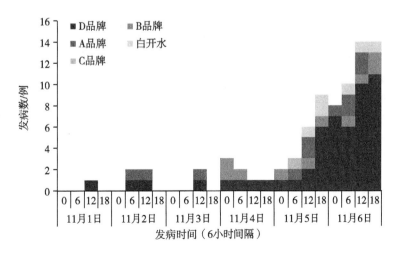

图 4-2b　11 月 1-6 日新发病例饮用桶装水情况

4. 溯源追踪

(1) 实验室检测:本起疫情分别于 11 月 9 日、11 月 11 日、11 月 16 日 3 次采样,共采集现症病例、食堂从业人员、校医的粪便和肛拭子等 58 份样本进行诺如病毒核酸检测,结果 9 份现症病例样本中 8 份诺如病毒核酸阳性(阳性率 88.9%),经省疾控中心基因测序检测为 *GII.17* 株;其余人员样本诺如病毒均为阴性。采集饭堂环境拭子 15 份,均为诺如病毒阴性;宿舍环境拭子 11 份,1 份诺如病毒阳性。采集第二饭堂 D 品牌桶装水 1 份(批号"20151021")、学生宿舍剩余 C 品牌桶装水 1 份、学校 D 品牌桶装水销售点桶装水 1 份(批号"20151110"),结果均为诺如病毒核酸阴性。见表 4-10。

表 4-10　某高校疫情诺如病毒采样检测结果

序号	采样对象	采样时间	样品类型	份数	阳性数	阳性率 /%
1	病例	11.9	肛拭子	9	8	88.9
2	校医	11.9	肛拭子	1	0	0
3	厨工	11.9	肛拭子	10	0	0
4	厨工	11.11	粪便	18	0	0
5	厨工	11.11	肛拭子	20	0	0
6	饭堂	11.11	环境拭子	15	0	0
7	宿舍	11.11	环境拭子	11	1	9.09
8	A 品牌桶装水	11.11	水样	1	0	0
9	二饭堂桶装水(D 品牌)	11.16	水样	1	0	0
10	D 品牌桶装水经销点桶装水	11.16	水样	1	0	0
11	宿舍桶装水(C 品牌)	11.16	水样	1	0	0

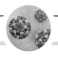　**解析与点评:**

　　11 月 11 日现场调查时,D 品牌桶装水经销店中生产日期最早的桶装水批号为:20151110,疫情发生前进货的桶装水没有剩余;二饭堂剩余 D 品牌桶装水批号为 20151021,离疫情发生尚有 10 天时间,超过了诺如病毒的最长潜伏期。因此,2 份 D 品牌桶装水诺如病毒均为阴性,并不能排除该桶装水为本次疫情的危险因素。虽然学生宿舍中尚有部分正在使用的桶装水为疫情发生前进货批号,但考虑到已开封的桶装水中即使检测出诺如病毒,也不能判断污染环节,因此未对宿舍剩余桶装水进行采样。

(2) 暴露源追溯:已收集的信息和调查结果指向 D 品牌桶装水为暴露源,调查组于 11 月 17—18 日对 D 品牌桶装水厂家进行调查,发现该厂家位于 E 区,主要供应 E 区、F 区等地。经疫情检索,发现某市 11 月上旬共发生 6 起诺如病毒感染性腹泻疫情,且均使用该厂家生产的桶装水。省疾控中心会同某市疾控中心对 6 起诺如病毒感染性腹泻疫情进行了再次调查,重点调查了桶装水使用及进货情况,并采集相关批次水样共 25 桶送省疾控中心检测。

检测结果为:某医院内存放的批号"20151103"D 品牌桶装水诺如病毒核酸为阳性;某 GS 学院使用的批号"20151101"D 品牌桶装水诺如病毒核酸为阳性。

经检测,3 个学校(包括 GS 学院)、1 间医院共 10 个病例标本病毒衣壳蛋白基因同源性为 100%,提示病毒来源的一致性。某医院 3 份诺如病毒核酸阳性病例标本和 1 份 D 品牌桶装水(批号"20151103")阳性标本病毒衣壳蛋白基因同源性为 100%,表明桶装水与病例样本中病毒来源一致。

进一步对厂家生产环境和工艺进行调查,结果发现,该厂的新厂原水罐水样为诺如病毒核酸阳性($GⅡ$.17 株)。因此判断 11 月上旬该厂新厂生产的部分批次 D 品牌桶装水可能被诺如病毒污染,污染原因可能为新厂水源水被污染,且未有效消毒所致。

(3) 事件结论:结合流行病学调查资料、实验室检测结果及病例临床表现,判断该疫情为一起因饮用被诺如病毒污染的 D 品牌桶装水而导致的感染性腹泻暴发疫情,疫情后期存在人际间传播。

5. 事件启示　诺如病毒可通过食物、水等载体传播,也可通过人间密切接触传播,特别是不论最初是什么原因引起暴发,后期总会存在人间传播,这就增加了现场调查明确疫情原因的难度。由于后期病例很有可能是人间传播导致,因此要明确早期暴发原因,在做分析性流行病学调查时,一定要选取早期发病的患者作为研究对象,这与其他现场调查中选择新发病例、典型病例的原则不一样。

在经水传播的诺如病毒疫情中,由于个人饮水方式的不同,导致表面上暴露与发病不一致,即都是饮用被诺如病毒污染的水,但有人是煮开喝,有人直接饮用,有人开水和生水混合饮用,这就导致有人发病,有人不发病。既往曾有调查人员在调查疫情时,根据两个单位使用同品牌桶装水,但一个单位有疫情,另一单位无疫情而判断桶装水不是疫情危险因素,但后来调查得知,无疫情的单位员工都是煮开水后泡茶喝,而另一个单位员工主要是直接在饮水机接水饮用,存在未烧开就饮用的情况。因此在诺如病毒疫情现场调查中,饮水的调查一定要细致,不仅要调查水源,还要调查饮用的方式、习惯,饮用量的多少等。

经桶装水导致的诺如病毒暴发疫情常常难以查到原因,主要有以下几个原因:一是疫情现场若有多个桶装水品牌,常导致疫情分布与是否饮用桶装水关联性不强,若不细致分析饮用各品牌桶装水与发病的关系,就很难查出原因;二是饮水习惯的不同,导致饮用同一桶水的人发病情况不同,导致调查者忽略对桶装水的调查;三是一些调查者调查时,以桶装水出厂抽检合格作为排除桶装水污染的理由,殊不知桶装水出厂抽检项目主要是外观形状、浊度和细菌菌落数等指标,并不包含病毒检测项目;四是桶装水容易出现部分批次受污染情况,现场调查时若不注意疫情发生先后逻辑关系,将疫情发生后或者疫情发生最长潜伏期之前生产的桶装水水中未检测出诺如病毒为依据,则很可能错误地将桶装水污染排除。

(执笔人　旷翠萍)

4.2.4　经二次供水污染的暴发

1. 事件发现与报告　2011 年 2 月 14 日,某中学新学期开课。2 月 16 日,学校校医发现就诊的学生明显增多,并以恶心、呕吐、腹痛、腹泻等胃肠道症状为主。大部分病例症状较轻,无重症及死亡病例。

2. 初次调查

(1) 基本情况:某中学新校区于 2011 年 1 月 4 日由原校区搬迁至新校区。据校方反映,学校设施尚未验收即已启用。新校区占地面积 26.9 万 m^2,总建筑面积约 9.78 万 m^2,建有 6 栋 6 层教学楼,共有 103 个教学班级,每间教室面积约 $80m^2$;有 5 栋 6 层宿舍楼,共有 1 292 间师生宿舍,每间宿舍面积约 $30m^2$;有 2 间师生饭堂(学生与教师在食堂就餐未分开),相隔约 20m,结构布局一致,均为 3 层建筑,面积均为 4 500m^2,2 个食堂共有员工 112 人,两个食堂分别由不同的公司承包管理。学校周围为农田,无工厂,离居民住地比较远。学校周边无小食店。

该校为全日制寄宿学校。全校共有教职员工 397 人,学生 6 604 人,分设初中部和高中部,其中男生 3 374 人、女生 3 230 人,学生年龄在 10 岁至 19 岁之间。初中有学生 2 054 人,设有三个年级,共 36 个班,平均每班 57 人(54~62 人);高中有学生 4 550 人,设有三个年级,共 67 个班,平均每班 68 人(50~71 人)。全校学生在校食宿。学校设有校医室,配备 5 名校医。2011 年春节过后,陆续有学生返校自习,2 月 14 日学校正式开学。学校平面图见图 4-3a。

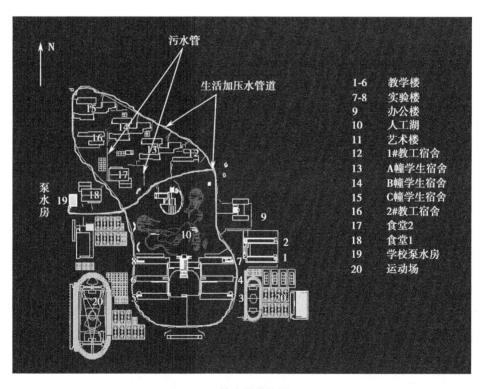

图 4-3a　某中学学校平面图

(2) 制订病例定义:根据病例临床特点,制订病例定义为:2011 年 2 月 10—22 日,某中学出现呕吐、腹泻(排便 3 次及以上,且有性状改变)症状之一的学生及教职员工。

(3) 病例搜索

1) 某中学:根据病例定义,调查组于 2 月 17 日上午组织学校班级老师按照病例调查一览表逐班进行病例搜索,至 2 月 19 日 17 时,共报告符合病例定义有 478 例,罹患率为 6.72%。

20—22 日共 3 天无新发病例报告。

　　2) 学校周边村庄:调查组对该中学周围 3 个村庄开展胃肠炎症状病例搜索,查看村卫生服务站门诊记录,并对部分村民进行访谈,未发现学校周围村民出现呕吐、腹泻症状病例异常增多情况。

　　3) 某市人民医院:调查组对 2011 年 1 月 1 日至 2 月 18 日到某市人民医院就诊的急性胃肠炎、急性肠炎、感染性腹泻等胃肠炎病例就诊情况进行了解(图 4-3b),未发现某市社区近期胃肠炎病例有异常增多现象。

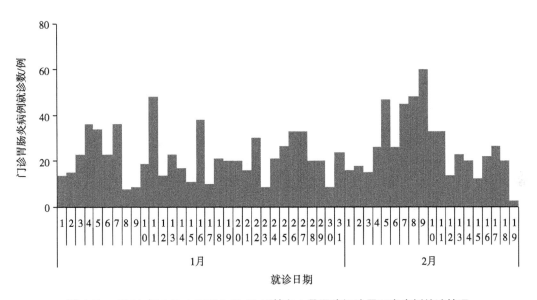

图 4-3b　2011 年 1 月 1 日至 2 月 18 日某市人民医院门诊胃肠炎病例就诊情况

 解析与点评:

　　制订病例定义进行病例搜索的目的是准确掌握疫情所波及的范围。本案例通过对学校周边居民区进行病例搜索,提示疫情仅局限在学校内,周围村民中无类似疫情发生;通过对该市最大的综合医院进行病例搜索,提示在市区内未发生类似疫情。上述均表明,该起疫情局限在该中学内。

　　(4) 临床表现:分析具有详细个案资料的 373 例病例,临床症状均较轻,部分病例具有自限性,到医疗机构就诊的病例经对症处置后均康复。临床主要表现为腹痛、腹泻、恶心、呕吐,少数病例出现发热等症状(表 4-11)。

表 4-11　某中学诺如病毒感染暴发疫情病例症状分布

症状	病例数 / 例	构成比 /%
腹痛	332	89.00
腹泻	297	79.62

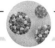

续表

症状	病例数 / 例	构成比 /%
恶心	165	44.24
呕吐	121	32.44
发热	34	9.12

解析与点评：

　　根据该中学涉及病例的临床表现，病例临床症状均较轻，具有自限性，符合病毒性腹泻特点；病例主要表现腹泻，呕吐和发热症状不高，与诺如病毒成人感染特点比较相符。

　　(5) 流行病学特点

　　1) 时间分布：疫情较早发病时间是 2 月 10 日，但具体发病时间不详；因学校有学生及教职工共 7 124 人，估算学校每日有胃肠炎不适病例约 10 例左右，本起疫情首发病例或指示病例无法明确；疫情高峰在 2 月 16 日，报告 222 例，19 日报告 7 例，20—22 日无新发病例报告。478 例病例发病时间分布详见图 4-3c。

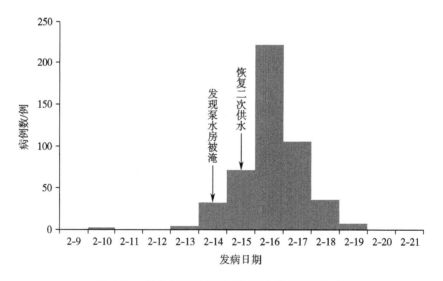

图 4-3c　某中学诺如病毒感染暴发疫情时间分布

　　2) 空间分布

　　年级分布：373 例病例分布在全校 6 个年级 84 个班级，占全校班级的 81.55%；以初二和初三年级罹患率较高，初二学生全部住在 C 栋学生宿舍楼 4 层及以上，87% 的初三学生住在 A1 和 A2 栋学生宿舍楼三层及以下，13% 住在 A3 宿舍楼二层。罹患率最高的班级是高二(1)班(20.37%)和初三(6)班(20.00%)，学校厨工及超市工作人员无病例报告。病例年级分布详见表 4-12。

表 4-12　某中学诺如病毒感染暴发疫情病例空间分布

年级	总人数 / 人	发病人数 / 例	罹患率 /%
初一级	675	33	4.89
初二级	672	55	8.18
初三级	683	53	7.76
高一级	1 835	117	6.38
高二级	1 326	55	4.15
高三级	1 413	50	3.54
教职员工	397	10	2.52
校内超市	11	0	0
厨工	112	0	0
合计	7 124	373	5.24

宿舍分布：有详细宿舍资料的 355 例学生病例分布在 232 间宿舍，占全部学生宿舍的 27.65%（839 间），其中患者最多的宿舍是 A2206（初三 6 班，7 人发病），其次，发病 4 人的宿舍有 4 间，3 人宿舍有 17 间，2 人宿舍有 60 间，1 人宿舍有 149 间。

3）年龄性别分布：分析 373 例病例的人口学特征，其中男性 212 人，女性 161 人，男女比例为 1.32∶1。373 例学生病例年龄在 10~19 岁。

4）重点个案调查：2 月 18 日上午，调查组对接受访谈的 4 名发病的老师进行个案调查，4 名病例的临床表现以腹泻、呕吐为主。发病时间分布在 2 月 15—16 日。对病例就餐情况进行调查，其中 2 人分别在学校第一、二饭堂吃饭，另 2 名老师不在学校食堂就餐，自行在宿舍煮食。

（6）实验室检测：采集 23 份病例肛拭子进行诺如病毒 RT-PCR 核酸检测，其中 8 例病例标本诺如病毒核酸阳性，轮状病毒检测均阴性。

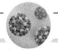 **解析与点评：**

本事件涉及的病例临床表现以呕吐、腹泻为主，均为轻症，无重症和死亡病例，部分病例具有自限性，到医疗机构就诊的病例经对症处置后均康复，病例临床表现符合诺如病毒感染特点；病例分布有时空聚集性；学校周边村庄及市区的社区内未发现胃肠炎病例异常增多情况；对病例采集肛拭子标本，经检测：诺如病毒 RT-PCR 检测阳性，轮状病毒检测均阴性。上述表明，该起疫情为诺如病毒感染暴发。

该起疫情病例时间分布呈现较典型的点源暴露，主要以学生为主，病例在年级、班级和宿舍均有分布，个别班级及宿舍呈一定聚集性，提示传播可能以食源性传播或水源传播可能性大；当然，因诺如病毒感染剂量低即可使人感染或发病，不排除部分病例存在因接触而感染或发病，但接触感染不是本次疫情暴发的主要因素。提示：应着重从饮食和饮水开展更深入调查。

3. 再次探查　调查组建立了"通过食堂供餐污染导致传播"的假设,分别从现场卫生学调查、分析流行病学和实验室检测等方面寻找支持证据。

(1) 食堂基本情况:该校第一食堂共有员工 55 人,其中配餐人员 27 人、厨师 8 人、洗碗工 12 人、锅炉工 1 人、点心师 2 人、经理 1 人、主管 1 人、财务 1 人、仓管 1 人、采购 1 人。36 名员工住在学校 2 栋教工宿舍,其中 19 名女性住在 121 和 122 房,4 名女性住在 621 房,13 名男性住在 221 和 222 房。

第二食堂共有员工 57 人,其中配餐人员 30 人、厨师 7 人、洗碗工 10 人、清洁工 4 人、锅炉工 1 人、水电工 1 人、主管 1 人、财务 1 人、会计 1 人、仓管 1 人。15 名员工住在学校 2 栋教工宿舍,其中 8 名女性住在 213 和 214 房,7 名男性住在 223 和 224 房。

两间食堂其余员工均回市区家中居住,市区统一使用市政自来水。全部员工一日三餐均在食堂就餐,饮食与学生相同,无缺勤情况。2 月 14 号以来未报告有员工出现呕吐、腹泻胃肠道症状。

(2) 卫生学情况:学校第一、二食堂均为私人外包经营,环境卫生状况一般,各功能分区的划分基本明确,饭堂水源为自来水,无二次供水。经调查人员核查 2 月 13—15 日食谱,主要供应猪肉、鸡肉、牛肉和青菜,未发现虾、蟹和其他贝壳类海鲜食品。据师生反映,近日进餐食物存在未煮熟情况。两个饭堂均未办理卫生许可证,员工均无健康体检。

调查组对校方、两个食堂经营者及员工进行面访,并现场观察其餐厅、厨房、存放区等,调查结果为两食堂各自进行原料采购,各自进行加工、配餐等工序,两食堂人员与物品没有交叉混合情况。

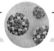 **解析与点评:**

根据上述饮食情况调查,食堂未办理许可证,食堂从业人员未进行健康体检,违反食品卫生管理相关法律法规,属于违法无证经营。

该校存在的上述食品卫生问题是否与疫情发生存在因果关系,需要科学循证证据。如何判断是否存在因果关系,可从 2 个方面予以分析:一是食堂关键岗位厨工(即炒菜厨师、分菜厨工等可能直接接触食物的人员)存在感染情况(发病或隐性感染);二是流行病学数据分析发现:在食堂就餐与发病相关。

(3) 分析流行病学调查:调查组于 2 月 18 日现场对 61 名在两个食堂就餐的学生进行病例对照研究发现,病例在两个食堂就餐分布无统计学差异($OR=0.50,95\%CI:0.05\sim5.08$)。

该校师生平日自由选择食堂就餐,调查组收集学校 2 月 14—18 日两个食堂就餐打卡记录,其中 2011 年 2 月 14—18 日在第一食堂就餐 36 412 人次,在第二食堂就餐 40 755 人次。经对 14—16 日第一、第二食堂 37 451 条就餐记录进行统计学分析,单独在第一食堂就餐学生的罹患率为 1.07%,单独在第二食堂就餐学生的罹患率为 1.88%,经统计学分析:在两个食堂就餐师生的罹患率无统计学差异($RR=0.57,95\%CI:0.28\sim1.18$)。

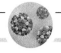 **解析与点评：**

病例对照研究和队列研究方法是流行病学病因推断技术中常用的经典的分析流行病学方法。

调查组于2月18日现场对61名在两个食堂就餐的学生进行病例对照研究，单独在第一食堂就餐11人，单独在第二食堂就餐24人，病例在两个食堂分布无统计学差异（$OR=0.50$，$95\%CI$：$0.05\sim5.08$）。提示在不同食堂就餐与发病没有流行病学关联。

调查组在两个食堂就餐的学生开展回顾性队列研究比较在不同食堂就餐学生的发病情况。对14—16日第一、第二食堂37 451条就餐记录进行统计学分析显示，单独在第一食堂就餐学生的罹患率为1.07%，单独在第二食堂就餐学生的罹患率为1.88%，发现在两个食堂就餐学生的罹患率没有统计学差异（$RR=0.57$，$95\%CI$：$0.28\sim1.18$），说明在两个食堂就餐发病概率相同。

上述结果表明，如果诺如病毒传播是通过食堂供餐污染，其前提必须两个食堂供餐同时被大面积污染，但这种条件未能发现。

（4）其他饮食供餐情况：校内设有一家百货世纪小超市，在体育馆一楼，面积约为300m²，主要销售文具、生活用品、饮料、饼干，食品全部定型包装，无散装饮料和熟食销售。超市共有员工11人，住在2栋教工宿舍601和602房，2月14日以来均在一、二饭堂吃饭，未报告有员工出现呕吐、腹泻症状。访谈部分老师，发现存在个别学生购买校外快餐或熟食等情况。

 解析与点评：

除了食堂和校内超市，学生进食校外熟食也是食源性感染途径。学校所处郊区，存在个别学生在校外买熟食、快餐的情况。经现场观察和校方访谈，发现这是个别现象，校外熟食、快餐不具备供应大量师生伙食的能力，假设有少数病例是由进食校外不洁食物导致，不可能在短时间内造成大人群的集中感染，难以形成现在的疫情规模。因此，学生通过进食校外被污染的熟食导致本次疫情传播的假设不成立。

（5）实验室检测

1）食堂食物采样检测：2月16日采集学校食堂当日晚餐留样食品5份，检测霍乱弧菌、副溶血性弧菌、金黄色葡萄球菌、蜡样芽孢杆菌、变形杆菌和溶血性链球菌等致病菌，均未检出。

2）食堂厨工采样检测：对2个食堂抽取了12名关键岗位员工进行诺如病毒实验室PCR检测，结果均为阴性。

解析与点评:

　　该疫情传播也存在食堂工作人员通过隐性感染造成传播的可能,经对 2 个食堂抽取了关键岗位员工进行诺如病毒检测,结果均为阴性。另外如果是食堂工作人员健康携带者造成的传播,疫情的发病曲线可能会是连续暴露的特征,而本次疫情时间分布呈点源一过性暴露特征,且学校食堂员工并未发现有类似病例。不支持通过食堂供餐污染导致传播的假设。

　　4. 追根溯源　调查组继续对学校饮用水情况展开深入调查。

　　(1) 学校供水情况

　　1) 学校供水流程:学校日用水量为 1 500~2 000m³。据学校施工方介绍,校内各建筑 1~3 楼层用水为直供市政自来水末梢水,4~6 楼层用水为二次供水,生活饮用水中直供水和二次供水用量之比为 2:1。2 个食堂均使用市政直供自来水,学生宿舍、教学楼、教师楼各层均提供饮水机煮沸热水。

　　2) 市政自来水:某中学供水水厂为某市自来水公司漠江水厂,水源水为广东省径流系数最大的河流漠阳江,水源水质较好。目前,漠江水厂日供水量 17 万吨,供水总面积 50 多 km²,供水人口约 40 万人。水厂使用液氯消毒,对出厂水水质有自检规程,在学校附近的两阳中学设置了末梢水采样点,末梢水检测频次为 2 次 / 月,疫情发生前两月内供水水质正常。

解析与点评:

　　因本起疫情仅发生在学校,市区及周边居民区均无类似病例异常增多报告;而市政供水不但覆盖至学校,同时供应市区及周边居民区,因此市政供水存在污染的可能性不大。

　　3) 二次供水:学校二次供水系统建有独立泵房,其中供水水泵、二次供水低位水池和消防水池位于泵负一层。市政自来水由进水管(DN100×2)注入二次供水低位水池,经水泵加压后由出水管(DN200)供应全校各建筑 4 楼及以上楼层饮用水。现场调查发现泵房及水池周边无渗水坑及堆放垃圾等污染源,较周边地坪高,有一定排水条件。供水低位水池设计容量合理(约 140m³),内壁为白瓷砖,表面光滑平整无渗漏,池内蓄水清澈透明,可见底部少许沉积物。进水口为开放式,进水管与池内液面无接触。据校方施工方介绍,二次供水管道有止回阀(停水后不存在管道存水反流的情况),与非饮水管道无连通。

　　据学校工作人员向调查组介绍:2 月 14 日下午,发现二次供水泵房被水完全淹没(具体淹没时间不详);2 月 14 日下午至 2 月 15 日上午,校内部分楼层停水。调查组于 16 日、17 日分别询问校方、泵房看护人,反映如下:15 日重新启用供水时,二次供水蓄水池未抽干即供应给学校部分楼层使用。学校施工方 2 月 19 日向调查组介绍:学校水泵房被淹是因为该校二次供水系统进水阀出现故障,无法感应水位,自来水持续灌注并从低位水池溢出;施工方接到学校报告后,2 月 14 日晚,施工方使用水泵将泵房和蓄水池内水抽出,清理低位水池内泥沙,但未进行消毒处理;2 月 15 日泵房施工管理方更换了受损设备,上午 11 时起恢复二次供水。

 解析与点评:

本次疫情已明确是由诺如病毒一次点源暴露导致的。发病时间曲线显现,发病高峰在 2 月 16 日 12—24 时,推算感染时间为:2 月 15 日零时至 12 时,与学校二次供水故障事件存在时间先后顺序(故障在前,疫情发生在后),符合病因学推断原则。

供水恢复后,蓄水池储水不能提供数日用水需要,市政自来水须不断注入补充。因此当污水无限稀释和消耗后,污染源并没有持续存在,疫情并未持续过长,病例时间分布的流行曲线未显示"拖尾"的现象也支持这一假设。

上述分析表明:饮用水使用出现故障及恢复使用时间与疫情发生存在时间先后关系;饮用水使用出现故障及恢复使用时间至疫情高峰的时间间隔在 24—48 小时内,与诺如病毒感染的潜伏期吻合与疫情发生存在时间先后关系。

如须判定二次供水为事件暴发原因需要分析事件涉及的病例分布与使用二次供水分布相一致,同时需要开展二次供水水质检测存在诺如病毒污染的依据。

据学校和部分学生 17 日向调查组反映:A1 和 A2 栋学生宿舍楼在 2 月 14 日二次供水停止后,4 楼及以上有部分楼层有水供应,可能存在 A1 和 A2 栋楼供水管接错的问题。2 月 19 日,调查组要求校方、施工方和基建方联合对学校供水管网进行现场核查。2 月 21 日,调查组回访,校方人员反映:访谈学校相关人员施工队(2 人)、基建方(3 人)和校方(1 人)三方于 19 日核查 A1 和 A2 栋 3 楼和 4 楼、教学楼第二栋 4 楼、教工宿舍第二栋 4~5 楼供水管无接错情况,发现教工东区第一栋教工宿舍供水管接错;A 栋其他楼层、B 栋和 C 栋学生宿舍楼未现场查验,供水管是否接错无法判断。因供水管网存在错接情况,且学生宿舍楼供水类型无确切数据,尚无法对病例空间分布与供水类型进行深入分析。

学校水泵房二次供水蓄水池水在 14 日溢出后是否抽干、是否对水池清洗,校方、泵房看护人员及施工方反馈给调查组的信息均不一致,真实情况无法判断。

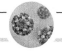 **解析与点评:**

现场调查发现二次供水蓄水池未经过消毒处理(清洗与消毒是两个不同的概念),考虑到连通原理,水淹期间环境中存在的各种病原微生物可污染蓄水池,清洗只能减少病原体的数量但不能杀灭病原体。

（2）实验室检测

1）某市疾控中心：2月16日采集水样5份（未经浓缩），诺如病毒RT-PCR检测均为阴性；同时进行致病菌检测，均未检出霍乱弧菌、副溶血性弧菌、金黄色葡萄球菌、蜡样芽孢杆菌、变形杆菌和溶血性链球菌等致病菌。2月16日，采集14份管网水进行检测，全部水样均未检出大肠菌群、沙门氏菌、致病性大肠埃希氏菌、霍乱弧菌；菌落总数合格率100%（最低0CFU/ml，最高3CFU/ml）。

2）某市卫生监督所：2月18日现场检测管网末梢水和二次供水水样39份，余氯合格率为100%（浓度多维持在0.1mg/L以上）、浑浊度合格率为97.4%（第一饭堂粗加工间1点次超标），pH值无异常。

3）省疾控中心：2月18日采集二次供水蓄水池水样1份，消防水池水样1份，行政楼4楼末梢水样1份和人工湖水样2份，经检测：5份水样诺如病毒RT-PCR检测均为阴性。

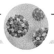**解析与点评：**

调查时发现：校方、施工方、师生均反映14日16时报告停水，15日11时左右恢复供水。调查组在2月16日与18日采集的水体不是恢复供水前的即时水样，而恢复供水后采集水样的检测结果，并不能反映疫情发生前的状况，只能作为辅助调查手段和参考。

（3）事件调查结论与分析：根据流行病学特征、临床表现及实验室检测结果，认为：本起疫情是一起诺如病毒感染暴发疫情，呈一次性污染所致特征，考虑水一过性污染的可能性较大。

二次供水一过性污染可能性较大的主要依据为：①该校水泵房在14日被完全淹没，造成学校部分楼层停水，15日学校各楼层供水恢复正常；②二次供水使用出现故障及恢复使用时间与疫情发生存在时间先后关系；③二次供水使用出现故障及恢复使用时间至疫情高峰的时间间隔在24~48小时内，与诺如病毒感染的潜伏期吻合；④学校二次供水蓄水池水在14日溢出后是否抽干及对水池是否清洗，校方、泵房看护人及施工方反馈信息均不一致。

不支持食源性污染的主要依据为：①病例在两个食堂的分布无统计学差异（$OR=0.50$，$95\%CI：0.05~5.08$）；②对两个食堂就餐记录分析，只在第一食堂和只在第二食堂就餐学生都有发病，未发现在两个食堂就餐师生的罹患率有统计学差异（$RR=0.57$，$95\%CI：0.28~1.18$）；③两个食堂各自进行采购原料、加工、配餐等工序，各自独立经营；④在疫情早期病例中有2例病例未在学校食堂就餐（2例教师，16日发病）；⑤两个食堂工作人员未报告出现类似病例；在学校食堂就餐的小超市员工未报告出现类似病例。

5. 事件启示　本起事件确认为诺如病毒感染暴发依据较为充分，而探查明确的暴发原因是本起疫情的重点和难点。通过描述性流行病学分析，根据病例的时间分布和空间分布等特点，可初步排除通过接触传播引起暴发；通过分析流行病学方法，利用食堂就餐人群的打卡数据等，采用病例对照和队列研究方法进一步明确在学校就餐不是引起暴发的危险因素，结合对食堂从业人员健康情况调查和重点岗位厨工采样检测诺如病毒，提示：本起疫情食源性传播可能性不大。

通过对学校饮用水情况深入调查,发现二次供水出现故障,恢复二次供水与疫情高峰时间一致存在因果关系;但因学校内二次供水管网存在错接,无法对病例分布和二次供水管网分布进行一致性分析,且开展检测的二次供水水样均未发现异常情况。上述结果致使当地公共工程管理局(即学校施工方)对事件结论提出申述质疑,调查组结合详实的数据均予以明确解析。进一步表明:暴发调查处置只有广泛收集、分析多方面循证依据,调查结论才具有扎实的论证依据,调查结果才具有极高的可信度和说服力。

(执笔人 孙立梅)

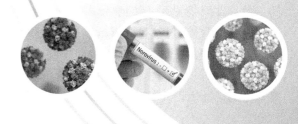

第5章

接 触 暴 发

5.1 接触暴发调查处置要点

诺如病毒的接触传播主要有两种途径：一是直接与患者接触；二是间接接触，包括近距离接触病例呕吐物、粪便的气溶胶，或触摸被其污染的物体表面。

近距离接触病例呕吐物和／或粪便的气溶胶易引起暴发疫情，特别是在涉及小年龄人群的集体单位（如托幼机构和中小学），小年龄儿童感染诺如病毒后常以呕吐为主要症状表现。呕吐物相较于粪便更容易产生气溶胶，引起周围暴露人员的感染，故此类暴发疫情常表现为病例数突然大幅增多，有比较明显的班级和／或宿舍聚集性。

与患者的直接接触和触摸被其污染的物体表面也会引起暴发疫情，通常疫情规模较小，常呈现持续传播特点。在厕所、洗手设备不足的集体单位，由于厕所和洗手设备被污染，无法及时消毒，较易造成疫情的扩散，这种扩散往往是造成疫情跨班级、年级、楼层传播的因素之一。总体上，单纯由于与患者的直接接触和触摸被其污染的物体表面造成的大型暴发疫情较为少见，通常是在食源性或水源性传播造成暴发后形成疫情后续的持续低水平传播。

接触传播调查的关键环节是要明确排除食源性和水源性传播。呕吐物气溶胶引起的暴发疫情流行曲线也可呈现点源暴发的模式，与一过性污染的食源性和水源性传播疫情较为相似，因此在现场调查时要特别注意食源性和水源性污染环节的排查。由于呕吐物气溶胶引起的疫情通常存在明显的班级／宿舍聚集性，因此有无病例班级／宿舍间的饮食、分餐、供水和用水习惯的异同会给疫情处置提供较好的假设基础。如能排除上述因素，则可以考虑由接触传播引起。由于接触传播的危险因素较难用定性的方式确定，因此主要以风险环节的调查为主，如：疫情发生前是否存在病例在班级和／或宿舍内呕吐情况，呕吐物是否按规范进行处置；洗手设备、厕所蹲位数量是否足够；班级、宿舍人员的密集程度等。如有条件，可开展空气采样和空调出风口等物体表面涂抹样本采样，以检测诺如病毒核酸，提供接触传播的实验室证据支持。

本章共采编 2 个案例,分别是某职业学校发生因病例在宿舍和班级呕吐引起的诺如病毒感染暴发和某老人院经护工护理导致的诺如病毒感染暴发。2 个案例均利用现场流行病学思路收集数据、开展描述性分析,通过排查饮用水、饮食等因素建立假设,并采用分析流行病学思路进行验证,整体调查思路完整、逻辑性较强,对接触传播暴发调查处置具有较好的参考意义。

(执笔人 张萌)

5.2 案例解析

5.2.1 经暴露气溶胶引起的暴发

1. 事件发现与报告 2018 年 9 月 13 日,某市疾控中心上报:该市某卫生学校自 9 月 7 日以来陆续有学生出现腹泻、呕吐症状;随后几天,病例逐渐增多;至 9 月 12 日,该学校累计超过 100 名病例,均为学生,以 2018 年级学生为主。

解析与点评:

教职工均未发病,推断学生可能存在教职工没有的特殊暴露,可能是教职工与学生饮用水来源不同、用餐情况不同或者学生参加了教职工没有的活动等。容易在集体单位引起腹泻、呕吐暴发的病原体主要包括:病毒(如诺如病毒、轮状病毒、札如病毒等)和细菌(如志贺菌、沙门氏菌等),原因主要包括食源性、水源性和接触传播等。

市、区疾控中心开展调查:截至 9 月 13 日 13 时,该校累计报告 215 名病例,均为轻症,无重症及死亡病例;病例临床特征主要表现为腹泻(86.51%)、呕吐(42.80%)、发热(22.33%)和腹痛(8.37%)。经采集 16 份病例肛拭子进行诺如病毒核酸检测,其中 4 份阳性,阳性率为 25.00%。

解析与点评:

事件发生在 9 月,广东省即将进入诺如病毒感染暴发疫情流行期;病例为高年龄段学生,有腹泻和呕吐症状,腹泻比例较高,发热患者比例未超过 50%,病例病情均较轻,符合诺如病毒感染临床特点;但采集病例标本诺如病毒核酸检测阳性率仅 25%,须增加采样量以便进一步明确病因。

根据既往社区诺如病毒感染监测数据和近年诺如病毒感染暴发标本检测情况,粪便标本:如果在非诺如病毒感染流行期,诺如病毒检出阳性率高于 20%,可判定为诺如病毒感染暴发;在流行期,诺如病毒检出阳性率高于 40%,可判定为诺如病毒感染暴发。肛拭子标本:如果在非流行期,诺如病毒检出阳性率高于 20%,可判定为诺如病毒感染暴发;在流行期,诺如病毒检出阳性率高于 25%,可判定为诺如病毒感染暴发。各类标本如低于上述比例,须考虑是否存在其他病原体感染。

本起事件中病例采集样品量不足,且样品阳性率仅为 25%,需要继续采集病例样本进行检测,并同时开展细菌学检测,排除其他病原体。在对病例采样时须采集发病 3 天内病例的粪便、带便肛拭子或呕吐物标本,最好采集粪便。病例标本采集时须一式两份,一份开展常见致病菌检测,一份开展病毒性腹泻病原检测。若病例数在 20 例以下,则全部采集标本;病例数达 20 例及以上,至少采集 20 例病例标本。发病超过 3 天的病例和已痊愈病例可不采样。

2. 疫情概况

(1) 基本情况:某学校是一所省市共管的省重点中等职业学校,是一所寄宿学校,全校设有 6 个年级(2016 春、2016 秋、2017 春、2017 秋、2018 春、2018 秋)66 个班,共有学生 3 909 人,其中 2016 春与 2016 秋级学生共 1 400 名,大部分均已离校实习,仅有 62 名实习学生晚上仍在学校宿舍居住;其他年级分为 4 个年级 41 个班,共有 2 509 人,其中住宿生 2 403 人。2017 春、2017 秋、2018 春、2018 秋级的学生平时在校内上课、学校食堂用餐,周末可以自由外出或回家。

(2) 制订病例定义与搜索:省、市调查组制订病例定义为 2018 年 9 月 2 日开学以来,在某学校的所有教职工、学生中,出现呕吐或 24 小时内排便 ≥3 次且大便性状有改变症状之一者。

通过查阅核实该校医务室门诊日志和附近医院就诊记录,并结合各班级自查记录开展病例搜索,截止到 9 月 21 日,调查组共搜索病例 360 例,罹患率为 12.99%,均为学生。

(3) 临床症状:以腹泻和腹痛为主,获取 27 名病例的血常规检测结果,其中白细胞异常升高 14 人(51.85%),临床症状详见表 5-1。

表 5-1　某学校诺如病毒感染暴发疫情 360 例病例临床症状

症状	病例数 / 例	构成比 /%
腹泻	285	79.17
腹痛	246	68.33
恶心	153	42.50
呕吐	128	35.56
发热	114	31.67
头痛	60	16.67
乏力	44	12.22

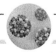 **解析与点评:**

该学校为寄宿学校,学生除周末可能有校外活动外,工作日均在校内活动。学生在校内涉及共同暴露的因素较多,如课堂暴露、宿舍暴露、食堂暴露、饮用水暴露及其他校内特殊活动暴露等,而周末校外活动主要了解有无集体聚餐及出游等活动,这些都是后续调查需要了解的内容。

（4）三间分布

1）时间分布：9月7日出现第1例病例，9月9日发生第2例病例，10日起病例突然增多，病例高峰出现在9月12日，之后呈下降趋势，详见图5-1。

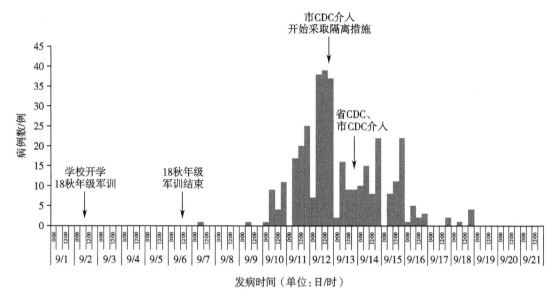

图5-1 某学校诺如病毒感染暴发疫情病例发病时间分布

2）空间分布

① 年级分布：疫情主要发生在2016秋、2017春、2017秋、2018春、2018秋5个年级，各年级间的罹患率差异有统计学意义（x^2=78.20，$P<0.001$），两两比较发现：2018秋级罹患率高于其他年级（$P<0.05$）。

② 班级分布：80.00%的病例在第1栋教学楼上课，第1栋教学楼各楼层学生罹患率差异有统计学意义（x^2=75.98，$P<0.001$），楼层越高，罹患率越高（$x^2_{趋势}$=39.53，$P<0.001$），高楼层6~7楼均为2018秋级。疫情涉及2017春、2017秋、2018春、2018秋、2016秋5个年级的42个班级，罹患率超过10.00%的班级有23个，其中65.22%（15个）为2018秋级，经42个班级聚集性分析发现：病例具有班级聚集性（拟合优度 x^2=157.89，$P<0.001$）。

③ 宿舍分布：所有学生宿舍楼均有病例，不同宿舍楼间的罹患率差异有统计学意义（x^2=36.78，$P<0.001$），两两比较发现19栋、9栋、3栋和15栋罹患率明显高于5栋和2栋，详见表5-2。92.72%的2018秋级学生居住在19栋、9栋和3栋（19栋均为2018秋级，9栋和3栋为2018秋级与2017秋级、2017春级混住），这几栋宿舍楼罹患率均超过10%。经159个宿舍聚集性分析发现：病例具有宿舍聚集性（拟合优度 x^2=358.0，$P<0.001$）。

表5-2 某市某卫生学校诺如病毒感染暴发疫情病例宿舍分布

宿舍	病例数/例	人数/人	罹患率/%	x^2	P
19栋	91	472	19.28	36.777	<0.001
9栋	95	532	17.86		
3栋	90	553	16.27		

续表

宿舍	病例数 / 例	人数 / 人	罹患率 /%	χ^2	P
15 栋	35	226	15.49		
5 栋	23	278	8.27		
2 栋	25	342	7.31		
合计	359	2 403	14.94		

3）人群分布：360 例病例中，男生 92 例，罹患率 15.33%；女生 268 例，罹患率 14.03%，男女罹患率差异无统计学意义（$\chi^2=0.63$，$P=0.427$）。病例均为学生，66.67% 病例为 2018 秋级学生，厨工和教师无病例报告。

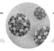

解析与点评：

1. 从时间分布上看，流行曲线呈现人传人传播增殖模式，考虑接触传播可能性大；

2. 从空间分布上看，具有年级、班级和宿舍聚集性，考虑接触传播可能性大，但不排除水源性和食源性，需要进一步了解供水和食堂具体情况；

3. 从人群分布上看，病例均为学生，下一步调查重点关注学生特有的暴露情况。

（5）相关危险因素调查

1）水卫生

① 饮用水：学生与教师饮用水主要是直饮水，饮水机工艺流程为：市政供水经过反渗净水设备过滤后高压运输至出水点，供应热水和冷水，直接饮用，无二次供水。直饮水分布：宿舍楼每层 2 个，办公楼每间办公室 1 个，教室每层楼 3 个，师生凭卡打水饮用。近期未进行维修，无异常停水，最近一次水质检测为 2018 年 5 月 4 日，反渗透装置内活性炭和石英砂滤芯过期未更换，管理人员自述原计划国庆进行更换。该直饮水公司同时经营其他四个学校的直饮水，目前其他学校未出现类似病例。

② 生活用水：学校有两个深水井（A、B）供应全部学生宿舍和小部分教职工宿舍生活用水，深水井深约 90~100m，通过加压后输送至相应宿舍楼顶蓄水池，再通过管道输送至各间宿舍，A、B 深水井经不同管道进行输送，近期均未进行维修。深水井 A 供应学生宿舍 2 栋、3 栋、19 栋和教职工宿舍 7 栋，深水井 B 供应学生宿舍 9 栋、15 栋、5 栋和教职工宿舍 8 栋，不同深水井供应范围学生罹患率差异无统计学意义（$\chi^2=0.04$，$P=0.838$）。

2）食品卫生

① 食堂情况：学校食堂设有第一食堂和第二食堂，独立经营，负责每天早、午餐和晚餐，第一食堂有夜宵供应。每个饭堂每餐供应约 10~12 道菜供自主选择，学生和教职工共同用餐，无专门教职工菜谱和分餐通道。供餐时间为周一到周五，周末不供餐。查看近一周菜谱，未发现双壳贝类（蛤、牡蛎、贻贝等）、沙拉（包括仅用生鲜蔬菜水果制作的沙拉和加入肉类的

混合沙拉等)、凉菜、冷加工糕点(三明治、裱花蛋糕等)等高风险食物。

第一食堂共有 17 名工作人员,第二食堂共有 14 名工作人员,均持有有效健康证明,近期食堂工作人员没有出现腹泻、呕吐等不适症状。2 个食堂厨房均设置了独立的洗消间、加工间、备餐间和仓库,未发现生熟混放现象,环境卫生尚可。

② 小卖部情况:学校小卖部共 3 名工作人员,近期无出现腹泻、呕吐症状。小卖部主要提供零食、饮料商品,无熟食和自制食品出售。

3) 环境卫生:学校教学楼教室及宿舍环境较为拥挤,每个班级人数平均为 60~70 人,每间宿舍人数 8~12 人。第 1 栋主教学楼每层仅有一间洗手间,两层为男厕,四层为女厕,每个厕所 10 个独立蹲位,简单隔开,仅有一个洗手台两个水龙头,较为拥挤,未配备洗手液。疫情期间,部分学生在宿舍、教学区、食堂和其他校园外环境呕吐,呕吐物未进行规范处置,教室呕吐 83 人次,教学区呕吐 39 人次,食堂呕吐 3 人次,其他公共场所呕吐 11 人次。

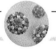 **解析与点评:**

学校饮用水均使用直饮水,学生和教职工共同使用,未发现教职工病例;使用同一厂家直饮水的其他学校未出现类似疫情,说明饮用水感染可能性低。不同供水管道的两个深井水供应区域学生罹患率差异无统计学意义,说明管道污染导致用水诺如病毒感染的可能性低。

饭堂为学生与教职工共用,没有专门教师餐厅或分餐通道,未发现教职工病例;厨房卫生学调查、食材来源、近一周菜谱及烹饪过程均未发现高危因素,说明通过食堂加工人员或食物引起诺如病毒感染的可能性低。

教室及宿舍环境较为拥挤,洗手设施配备不完善,部分学生在教学楼及宿舍呕吐,呕吐物未进行规范处理,通过接触传播的可能性大。

根据以上分析,建议开展分析性研究并结合实验室检测结果,进行综合判断。

---

3. 再次调查

(1) 病例对照研究:调查组开展病例对照研究,选择早期及发病高峰(9 月 10—12 日)47 名症状明显的学生作为病例组,病例所在班级 9 月 2 日以来未出现呕吐、腹泻等不适症状的 84 名学生作为对照组,分析比较病例与对照组是否喝冷直饮水、食堂暴露、在宿舍接触生病学生以及处理病例呕吐物的比例差异。

结果显示病例组饮用直饮水冷水的比例与对照组差异无统计学意义($\chi^2=0.36$,$P=0.549$);病例组第一食堂就餐的比例与对照组差异无统计学意义($\chi^2=0.04$,$P=0.838$);病例组第二食堂就餐的比例与对照组差异无统计学意义($\chi^2=0.03$,$P=0.855$);病例组宿舍内有其他生病学生的比例高于对照组($\chi^2=5.54$,$P=0.019$),OR 值为 2.53($95CI\%$:1.09~5.87);病例组处理呕吐物的比例高于对照组($\chi^2=5.55$,$P=0.019$),OR 值为 7.18($95CI\%$:1.38~37.21)。

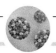**解析与点评：**

病例对照研究结果进一步佐证本次疫情通过饮用水和食物感染传播的可能性小，通过接触传播的可能性大。选择早期和高峰的病例进行分析是为了探索引起疫情的主要原因，诺如病毒感染疫情后期病例很可能存在接触传播，选择后期病例进行分析可能会对主要传播途径的判断产生干扰。

（2）实验室检测：现场调查共采集病例肛拭子 49 份、厨工肛拭子 38 份进行诺如病毒核酸检测，21 份病例肛拭子为诺如病毒核酸 $GⅡ$ 型阳性，厨工肛拭子检测均为阴性。采集直饮水滤芯涂抹拭子进行诺如病毒核酸检测，结果为阴性。采集直饮水出口水 2 份、食堂末梢水 2 份、深水井 A、B 井水各 2 份，深水井 A 二次供水 1 份和深水井 B 末梢水 1 份进行菌落总数检测，结果菌落总数均未超标。

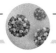**解析与点评：**

42.86% 病例的肛拭子检测出诺如病毒核酸阳性，明确本次疫情的病原体；厨工肛拭子检测阴性，说明没有诺如病毒隐性感染厨工；采集水样进行细菌学检测，从侧面反映水体卫生情况，如果能对水体进行诺如病毒核酸检测，将更具有说服力。

（3）调查结论：结合病例临床表现、流行病学调查和实验室检测结果判断，认为该疫情为一起诺如病毒感染暴发疫情，考虑接触传播的可能性大，传播的关键环节可能为感染诺如病毒的学生在教学楼和宿舍呕吐、腹泻传染同学，引起暴发。依据如下：

1）主要传播途径为接触传播，暴露高风险场所为教学楼和宿舍：①学校教学区和宿舍人员密度高，近期有部分学生在教学楼及宿舍楼厕所、教室、食堂楼梯等公共场所呕吐；②该校厕所和洗手设备数量相对学生数量严重不足，洗手设施设置在厕所内，无洗手液；③病例对照研究显示：病例组宿舍内有其他生病学生的比例高于对照组，病例组有接触病例呕吐物的比例高于对照组；④学生发病在教学楼与宿舍有明显聚集性；⑤流行曲线表现为人传人增殖模式。

2）水源性传播可能性低：①学校饮用水均使用直饮水，学生和教职工共同使用，未发现教职工病例；使用同一厂家直饮水的其他学校未出现类似疫情；②直饮水出口水、深水井井水、深水井二次供水和深水井菌落总群未超标；直饮水反渗透装置滤芯拭子未检测出诺如病毒核酸；③不同供水管道的两个深井水供应区域学生罹患率差异无统计学意义，说明管道污染导致诺如病毒感染的可能性低。

3）食源性传播可能性小：①饭堂为学生与教职工共用，没有专门教师餐厅或分餐通道，未发现教职工病例；②厨房卫生学调查、食材来源、近一周菜谱及烹饪过程均未发现诺如病毒感染高危因素；③厨师肛拭子检测诺如病毒阴性。

4. **事件启示** 诺如病毒有多种感染途径，包括水源性、食源性和接触传播，在疫情调查时必须充分考虑多种传播途径,根据描述性分析快速假设可疑传播途径,再进一步寻找每一种途径支持和排除的依据,逐一进行剖析。

本次事件时间分布提示人传人传播增殖模式,且空间分布明显有年级、教室和宿舍聚集性,优先怀疑接触传播,但也不能马上排除食源性和水源性传播,须再根据后续卫生学调查、分析性研究和实验室证据寻找三种途径支持与排除的证据,最终作出判断。

(执笔人　张萌)

5.2.2　经护工护理导致诺如病毒感染暴发

1. 事件发现与报告　2010 年 2 月 27 日,广东省某区报告一起老人院发生感染性腹泻暴发疫情,该老人院从 2 月 20 日起有 29 名老人陆续出现呕吐、腹泻症状,在已采集的 4 份病例呕吐物 / 粪便标本中,3 份检测出诺如病毒 ELISA 抗原阳性。

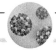 **解析与点评:**

> 事件发生在老人院,主要涉及老人,场所较为封闭,需要考虑该起事件是否波及工作人员,如果病原是诺如病毒,老年人感染特点会有何不同? 导致暴发原因是什么?

2. 初次调查

(1) 基本情况:老人院为区民政局下属的事业单位,有工作人员 76 人,其中在编职工 10 人、临聘人员 66 人(护工有 41 名),现有入住老人 199 名,老人院总人数为 275 人。

老人院主大楼呈"井"字型,共有 6 层楼房,通风换气良好;工作人员办公室、医务室及老人宿舍同在一栋大楼内;办公室在大楼一楼东北面,医务室在一楼东南面,其余为入住老人宿舍。

老人院一楼有 6 间老人宿舍、二楼有 12 间、三至五楼各有 16 间房;每间宿舍住 2~4 名老人,居住在一楼、三楼、四楼的老人生活几乎都不能自理;每层楼固定 9~12 名护工负责照顾老人的生活;医务室有 2 名医生和 4 名护士,负责老人的日常医疗。一楼北面中部及二楼以上每层楼的东面为老人活动场所,供老人日常娱乐、用餐等,每人有固定的座位。

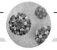 **解析与点评:**

> 老人院是较为特殊的集体场所,入住老人院的老人生活状态差异性大,有些老人生活可以自理,有些老人生活处于半自理状态(需要协助洗衣、洗澡等),有些老人生活完全处于无法自理状态并长年卧床(需要照顾大小便、穿衣、洗漱等)。因而对老人院的患病人群如涉及老人,需要考虑按护理等级,即自理、半自理和无法自理,或者按照一般护理、特殊护理等进行分类分析,可能会更科学地评估老人院患病的人群特征。

（2）制订病例定义：根据老人院基本情况、病例临床表现、结合现场调查和实验室检测结果，制订病例定义：

疑似病例为 2010 年 2 月 14 日—3 月 5 日，该院所有在院人员中，出现恶心、呕吐、腹痛、腹泻（≥1 次 / 天，且伴有大便性状改变）之一者。

可能病例为疑似病例中有呕吐或腹泻（≥3 次 / 天，且伴有大便性状改变）者。

确诊病例为疑似或可能病例中，粪便 / 呕吐物经 ELISA 方法检测诺如病毒抗原阳性者。

隐性感染者为 2010 年 2 月 14 日—3 月 5 日，该院所有在院人员中，未出现过恶心、呕吐、腹痛、腹泻等症状，但粪便经 ELISA 方法检测诺如病毒抗原阳性者。

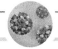 **解析与点评：**

因诺如病毒感染不但可致人发病，还会存在一定隐性感染者。不同人群隐性感染的特点和传播风险各不相同，因此有必要对不同人群开展隐性感染调查，以积累更多循证证据。

（3）病例搜索：由护工和医务人员协助，调查组根据调查信息一览表登记该老人院所有在院人员的发病情况；查看老人院医务室门诊日志、医生查房和交班记录等进行个案信息补充；前往老人院相关人员定点就诊医院及老人院周边医院对门诊和住院患者进行搜索，以补充个案信息。

截至 3 月 5 日，对全院共搜索到符合定义的 70 名病例（疑似病例 14 人，可能病例 39 人，确诊病例 17 人），还发现 4 名隐性感染者。

（4）临床表现：所有病例的临床表现均较轻，无重症病例，以腹泻（占 78.57%）为主，腹泻次数多为 3 次，大便呈黄色水样便或黄色软便，气味较酸臭；部分病例伴有呕吐（占 58.57%），呕吐物主要为胃内容物；其他症状为发热 11.43%（主要为低热、1 例患者体温为 38.3℃）、恶心 5.71%、腹痛 2.86%，详见表 5-3。有 10 例患者曾到老人院定点医院就诊，临床诊断为"胃肠炎"，经对症处置后病情好转，病程多为 1 天，无住院病例。

表 5-3　70 例疑似病例临床表现情况

症状	病例数 / 例	构成比 /%
腹泻	55	78.57
呕吐	41	58.57
发热	8	11.43
恶心	4	5.71
腹痛	2	2.86

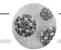
解析与点评：

老人感染诺如病毒后临床表现主要为腹泻、其次为呕吐；发热比例不高，且主要以低热为主，符合诺如病毒感染临床特征。

(5) 流行病学

1) 时间分布：流行病学曲线(详见图 5-2a)显示疫情从 2 月 18 日开始，22 日达高峰，23—26 日一直维持在一个较高的平台，27 日以后发病数快速下降。

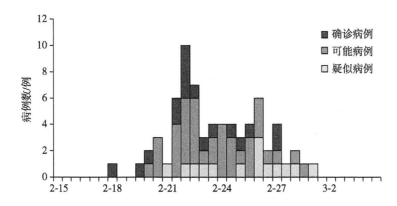

图 5-2a　广东省某老人院诺如病毒感染暴发 70 名病例流行病学曲线(间隔为 0.5 天)

解析与点评：

根据老人院病例时间分布特点，提示该暴发不是点源暴发，为持续暴露，是否存在某因素持续引发感染。

2) 空间分布：居住在 1 楼、3 楼、4 楼的老人大多生活不能自理；1~2 楼老人由同一批护工照看，3~5 楼老人分别由各层专门的护工照看。

入住 1~5 楼宿舍的老人均有发病(表 5-4、图 5-2b、图 5-2c)，4 楼和 3 楼老人的罹患率最高(分别为 57.45% 和 44.68%)；而护工仅有 4 楼和 3 楼的发病，3 楼护工的罹患率(45.45%)高于 4 楼护工的罹患率(18.18%)，但无统计学差异(RR=2.5，95%*CI*：0.61~10)。其他人员为医生发病 1 人，罹患率为 3.57%(1/28)。

3 楼和 4 楼的每间宿舍住 1~5 名老人，对 3 楼 16 间宿舍 22 名感染者(含疑似病例 3 例、可能病例 14 例、确诊病例 4 例、隐性感染者 1 例)以及 4 楼 16 间宿舍 28 名感染者(含疑似病例 3 例、可能病例 13 例、确诊病例 11 例、隐性感染者 1 例)，分别进行宿舍聚集性分析(表5-5)，结果显示，3 楼、4 楼感染老人在各宿舍间的分布均没有聚集性。

表 5-4 广东省某老人院不同人员不同楼层罹患率

楼层	老人	护工	其他人员
1 楼	19.05 (4/21)	0 (0/9)	0
2 楼	10.26 (4/39)	0 (0/9)	0
3 楼	44.68 (21/47)	45.45 (5/11)	0
4 楼	57.45 (27/47)	18.18 (2/11)	0
5 楼	13.33 (6/45)	0 (0/10)	0
合计	31.16 (62/199)	17.07 (7/41)	3.57 (1/28)

表 5-5 3 楼和 4 楼感染老人的宿舍聚集性分析

每间宿舍感染数	3 楼宿舍 / 间	正态偏差值	P 值	4 楼宿舍 / 间	正态偏差值	P 值
0	3			0		
1	4			8		
2	9	−0.066	>0.05	5	−1.7	>0.05
3	0			2		
4	0			1		
5	0			—		
合计	16			16		

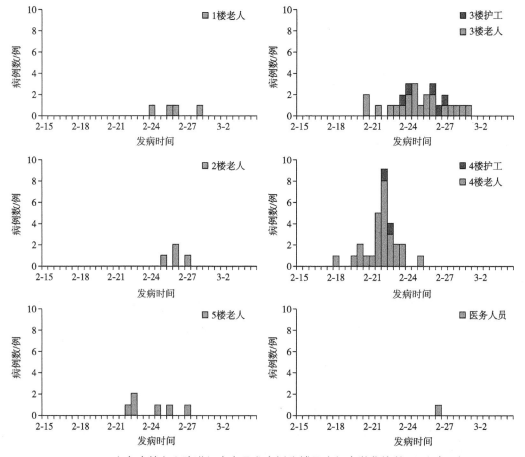

图 5-2b 广东省某老人院诺如病毒暴发病例分楼层流行病学曲线(间隔为半天)

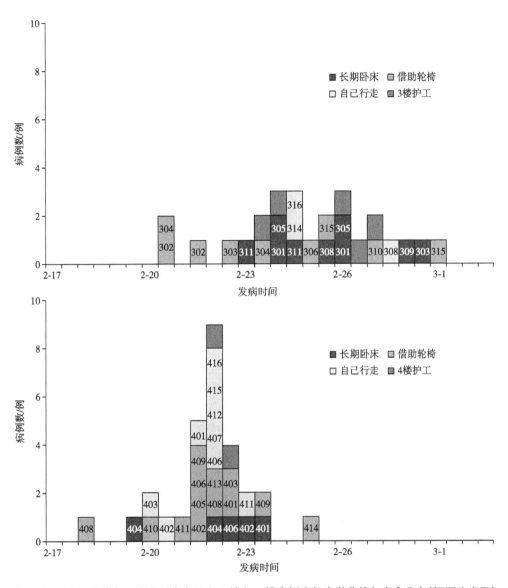

图 5-2c　广东省某老人院诺如病毒暴发 3 楼和 4 楼病例流行病学曲线与宿舍分布（间隔为半天）

 解析与点评：

　　该老人院暴发涉及的病例主要为老人，居住在 1~5 层老人均有发病，其中主要以 3 楼和 4 楼老人罹患率较高；而护理老人的护工各楼层均有，但仅有 3 楼和 4 楼的护工共 7 人发病，其他 1~2 层和 5 层无护工发病；另有 1 名医生发病。

　　分析 3 楼和 4 楼发病人群宿舍分布，3 楼呈现持续传播特点，4 楼呈现点源暴露特点，分析楼层宿舍聚集性特征，未发现 3 楼和 4 楼存在宿舍聚集性，也即排除 4 楼因在宿舍内或公共区域内暴露于呕吐物而引起的宿舍聚集性情况。

3）人群分布：老人中男性罹患率为24.64%（17/69），女性罹患率为34.62%（45/130），女性罹患率高于男性，但无统计学差异（*RR*=0.71，95%*CI*：0.44~1.2）。

需要特护老人的罹患率（43.24%）高于一般护理老人的罹患率（17.95%）（*RR*=2.4，95%*CI*：1.1~5.2），需要全护老人的罹患率（37.93%）也高于一般护理老人的罹患率（17.95%）（*RR*=2.1，95%*CI*：1.0~4.4）；需要喂饭老人的罹患率（47.50%）高于不需要喂饭老人的罹患率（27.04%）（*RR*=1.8，95%*CI*：1.2~2.7）。详见表5-6。

表5-6 广东省某老人院不同护理模式和喂饭方式老人的罹患率

		1楼/%	2楼/%	3楼/%	4楼/%	5楼/%	合计/%	*RR*	95%*CI*
护理模式	特护	20(1/5)	—	60(9/15)	60(6/10)	0(0/7)	43(16/37)	2.4	1.1~5.2
	全护	25(3/12)	—	48(12/25)	53(17/32)	5.6(1/18)	38(33/87)	2.1	1.0~4.4
	半护	0(0/4)	0(0/13)	0(0/6)	100(4/4)	22(2/9)	17(6/36)	0.93	0.34~2.5
	一般护理	—	15(4/26)	0(0/1)	0(0/1)	27(3/11)	18(7/39)	Ref	Ref
喂饭方式	需要喂饭	50(3/6)	—	60(9/15)	50(6/12)	14(1/7)	48(19/40)	1.8	1.2~2.7
	不需喂饭	6.7(1/15)	10(4/39)	38(12/32)	60(21/35)	13(5/38)	27(43/159)	Ref	Ref

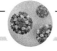 **解析与点评：**

分析暴发涉及病例的人群特征，发现需要特护和全护老人罹患率高；需要喂饭老人的罹患率高于不需喂饭老人，提示需要照顾的人群罹患率高。

4）指示病例：指示病例杜某，男，90岁，全护老人，日常生活不能自理，需要喂饭，住在该院408室2号床，床位靠房间的窗口和阳台位置。据看护护工叙述，该病例于2月17日晚上23：30呕吐一次，当晚至18日下午15：30，先后共腹泻4次，家属遂带患者到老人院定点医院就诊，予肠胃炎对症治疗，18日晚20时左右送回老人院，之后未再出现过任何症状；3月2日电话调查病例家属，述17日晚上曾带病例在老人院附近的某餐厅用餐，用餐食物为茄子煲和酸甜排骨，当晚用餐后20时左右送病例回老人院；与病例共同用餐者共三人，其他两人（分别为病例的儿子、妻子）均无任何不适症状。

（6）实验室检测：共采集患者粪便61份和呕吐物1份、护工粪便24份、厨工粪便8份以及老人衣物床单拭子8份进行诺如病毒ELISA抗原检测，结果显示：老人粪便有19份阳性、护工粪便有4份阳性，其他标本检测均为阴性。

3. 再次探查

（1）饮食和饮水情况：老人院统一使用市政供应的自来水，每层楼西面设有烧水器；附楼设有老人饭堂和工作人员饭堂，但所有人员的三餐均在附楼1楼统一制作；老人用餐时由各楼层护工负责领，用消毒后的餐具统一分发给个人自行食用，部分老人需要由护工喂饭；饭堂工作人员持有健康证，查看老人院2月14日以来的食谱，均未供应过海产品食物。

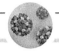 **解析与点评：**

诺如病毒感染暴发主要通过食物、饮用水或人传人进行传播。该老人院的饮用水使用市政供水,未发现周边社区有类似病例异常增多情况,表明通过市政饮用水引起暴发的可行性低。

全院人员均食用食堂煮制食物,分析暴发涉及病例的人群特征,各楼层间病例罹患率不同,病例主要集中在 3 楼和 4 楼;如通过食堂食物传播,病例在各楼层间分布均匀,提示该老人院通过食堂食物传播的可能性不大。

(2) 衣物换洗消毒情况:每天下午由中班护工统一将老人的换洗衣物拿到附楼 1 楼的洗衣房进行浸泡消毒(消毒剂按池中水量的划线进行配制),浸泡消毒时衣物按楼层分隔,1、2、5 楼合用一个池,3 楼一个池,4 楼一个池;衣物等浸泡一夜后第二天早上分楼层进行洗涤,洗后由洗衣房工作人员分发到各楼层,由楼层护工负责晾晒;如果被呕吐物或粪便污染,则先在各房间的洗手间进行简单冲洗,再继续后面的流程。2 月 20—25 日,院方曾要求护工在把污染的衣物拿到洗衣房浸泡之前要撒上消毒粉,用塑料袋封装后统一放至六楼,然后再按日常流程进行;据护工反映,老人床单被套等如果在没有弄脏的情况,通常一周换洗一次。

(3) 大型集会及探访情况:截至 3 月 5 日,全院工作人员无大型聚会和外出活动;发病老人、外宿护工的家属、密接及探访的朋友等,均未出现不适症状。

(4) 护工互相接触情况:本起疫情共有 7 例护工病例,其中 3 楼 5 例,4 楼 2 例,此外 1 楼和 3 楼护工各有 1 名隐性感染者。调查发现,老人院护工班次共有 5 个班次,除了白班护工有固定照看的老人房间外,其他班次护工要倒三班,需要护理楼层的所有老人。护工日常上班都只在本人负责的楼层护理老人,没有窜层现象;各楼层有一个公用的护理间供护工休息,每人有一个铁柜放置饭盒、衣服等物品,护理间还有消毒碗柜、微波炉等,老人吃饭的饭勺统一在护理间消毒,碗、盆等则由饭堂统一清洗和消毒;护工上下班和每周的例会都在此聚集;除有个别护工在院内住或午休外,其他在外居住的护工下班之后都直接回家,护工之间近期也没有一起外出聚会或游玩等。在院内宿舍长住或午休的护工共有 23 人,男宿舍设在附楼 3 楼,女宿舍设在附楼 4 楼,有 1 例确诊病例、1 例可能病例和 1 例隐性感染者分住在附楼 401、405、305 宿舍,宿舍较狭小没有卫生间,护工洗澡、上厕所均使用楼层统一的公用卫生间。

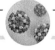 **解析与点评：**

根据前期调查情况,该老人院经食物和饮用水传播的可能性不大,以接触传播可能性大。文献提示:多宗老人院诺如病毒感染暴发主要以接触传播引起,多起暴发涉及护工,提示护工在整个暴发的传播链中可能起到了推动的作用。本起事件涉及多名护工发病,护工居住、饮食等活动情况有必要开展深入调查。

（5）二代病例与 4 楼指示病例的可能传播情况：指示病例为 408 房 2 月 18 日 5:30 发病，后续早期病例有 6 例，分别有 404 房 19 日 23:20 发病、403 房 20 日 1:30 发病、410 房 20 日 6:50 发病、402 房 20 日 15:30 发病、302、304 房 20 日 17:00 发病，为了找出引起老人院本起暴发的可能传播途径，工作人员反复对老人院多个环节进行调查，并多次对相关人员进行访谈。

1）指示病例杜 ×× 在首次腹泻呕吐后一小时（即 18 日凌晨 6:30 左右），4 楼有两名护工一起处理了患者的污物，处理污物时两人都有戴胶手套和口罩；其中一名护工把患者污物扔在房间的垃圾桶，洗手后就去护理其他老人，但明确没有接触过 4 楼的其他早期病例；另一名护工 18 日为白班，其责任房为 407、408，当天前后共处理过老人污物 5 次，除第一次帮老人洗澡外，其他 4 次只是把垫床的尿片扔置于垃圾桶，并没有冲洗衣物和老人；护工在第一次处理老人时把脏衣服简单冲洗后，一直放置在 408 房洗手间至当天下午 15:30，再统一由楼层护工收至洗衣房进行浸泡洗涤。首发病例在 18 日中午也腹泻了一次，当时由责任班护工负责处理老人的粪便污物，其洗手后继续巡查其他房间老人情况，并有与其他老人接触。

2）408 房白班护工 19 日下午休息，其责任房 407 和 408 的老人由一名 3 楼护工顶班照顾；在 4 楼顶班期间，该名护工没有到过 3 楼，没有接触过其他房间或其他楼层的老人，指示病例杜 ×× 在此期间也没有出现过呕吐、腹泻症状。当天下午下班后，该名护工回到三楼护理间更衣，期间与三楼其他护工有接触与交谈；20 日全天回到三楼继续工作，其责任房为 307 和 308，21 日全天休息。

3）老人院共有清洁工 6 人，归属物业公司管理，除了一人为流动班次外，其他人员固定楼层和上班时间，一人负责一楼层，职责包括打扫走廊过道卫生、拖地、抹门窗、收房间垃圾、打扫房间和全院外环境等；老人房间垃圾每天早上 6:30、下午 14:30 各收一次，收垃圾顺序从 409 至 416，再从 408 至 401 房；每一楼层除了每个老人房间有专用清洁卫具外，清洁工还会使用公用拖把（3 楼、4 楼公用卫具分别放在 314 房、401 房）打扫楼层的走廊、楼道和房间，18 日 4 楼清洁工为固定班人员，当天除了收垃圾外没有清扫过 408 房；流动班清洁工在 17、18、19、20 四天分别在 2 楼、3 楼、1 楼、5 楼上班，没有到过 4 楼上班。据清洁工叙述，每天早上 8 点左右会清洗、消毒每个房间的马桶和洗手台等，下午 15:30 左右，所有清洁工都会到老人院的公共花园打扫外环境卫生，期间会有交谈和接触。

4）18、19 日值班的医护人员中，医生曾去房间根据护工叙述给早期病例（包括首例病例）开药诊治，但都没有进行体查；护士明确表示均没有接触过首例患者和后续早期病例，但有到每个楼层统一发放老人的日常治疗药物，由楼层护工分发。

 解析与点评：

根据老人院用水情况、近期食堂供应食物无特殊、食堂员工无发病、指示病例发病情况等，判定本次疫情经水、食物传染的可能性小。

流行曲线显示老人院发病在 2 月 22 日达到高峰，2 月 23-26 日一直维持在一个较高的平台，而且 3 楼、4 楼感染老人在各宿舍间的分布没有聚集性，判定本起疫情经空气传播的可能性小。

因3、4楼老人大多数生活不能自理,老人间日常密切接触的机会很少,根据全院不同护理模式、喂饭方式老人之间的罹患率有显著差异,初步判断本起疫情可能与经护工护理老人,在护理过程消毒隔离不到位,导致老人间交叉传播有关。

4. 追根溯源 根据提出的假设,设计统一问卷对3楼、4楼所有94名老人日常生活中的具体护理状况进行调查,综合根据老人的护理内容进行分析性研究,比较不同护理程度组之间的罹患率。

长期卧床老人的感染率高于自己行走老人的感染率($RR=1.9,95\%CI:1.1\sim3.2$);借助轮椅行走老人的感染率比自己行走老人的感染率高,但无统计学差异($RR=1.6,95\%CI:0.96\sim2.7$);按老人的行动程度分级作趋势卡方检验,不同行动程度老人之间的感染率差异有统计学意义($\chi^2=5.8,P=0.016<0.05$)。详见表5-7。

表5-7 3楼和4楼不同行动程度老人的感染率比较

行动方式	感染/例	不感染/例	感染率/%	RR	95%CI
长期卧床	15	7	68	1.9	1.1~3.2
借助轮椅	23	16	59	1.6	0.96~2.7
自己行走	12	21	36	Ref	Ref

注:表中感染者为确诊病例 + 可能病例 + 疑似病例 + 隐性感染者。

需要护工照顾大小便老人的感染率高于不需要护工照顾大小便老人的感染率($RR=1.7$,$95\%CI:1.0\sim2.9$);需要护工照顾吃饭、刷牙、洗脸老人的感染率,分别比不需要护工照顾吃饭、刷牙、洗脸老人的感染率要高,但差异无统计学意义(表5-8)。

表5-8 3楼和4楼不同护理模式老人的感染率比较

护理内容	感染率/%		RR	95%CI
	需要护工照顾	不需要护工照顾		
大小便	62(39/63)	35(11/31)	1.7	1.0~2.9
吃饭	63(17/27)	49(33/67)	1.3	0.88~1.9
刷牙洗脸	60(36/60)	41(14/34)	1.5	0.93~2.3

注:表中感染者为确诊病例 + 可能病例 + 疑似病例 + 隐性感染者。

事件调查结论:根据病例临床表现、流行病学调查、实验室检测及分析性研究结果,判断某老人院疫情为一起诺如病毒感染性腹泻暴发疫情,原因可能为护工护理老人导致病毒的传播。

主要防控措施:①要求老人院将所有确诊病例与隐性感染者安置到单独的房间进行隔离治疗,有条件者前往医院进行隔离治疗,患病护工居家隔离治疗,隔离期至采集样品连续检测2次阴性,方可解除隔离;②近期减少老人的聚集性活动及老人串门情况,防止疫情进一步传播;③必须将现症患者的衣物等与其他老人的分开洗涤;④老人院加强消毒工作,重点是门把手、水龙头、便盆、厕所等物体表面及患者呕吐物、排泻物等消毒处理;每间宿舍配备洗手消毒液,全院人员做好手部卫生工作;护工要注重消毒隔离,做到每接触一个老人换一次手套或双手消毒,杜绝交叉感染;⑤老人院加强对护工培训,提高护工消毒隔离及防病意识等。

5. 事件启示　近年来,我国报告的诺如病毒感染胃肠炎暴发疫情时有发生,发生场所主要以学校、幼儿园和社区为主。由于诺如病毒感染可通过空气气溶胶、水、食物和接触等多途径传播,给探求暴发原因及传播途径带来极大的挑战,而对于以接触为主要传播途径的肠道传染病暴发开展深入的现场流行病学调查与研究则更不多见。

本案例调查发现,疫情发生初期,老人院并未对患者的呕吐物及大便进行消毒处理,护工也没能做到每次处理污物时戴口罩、处理后更换手套与及时洗手,不当护理操作是造成本次疫情扩散蔓延的重要因素之一。部分无症状者粪便样本中检出诺如病毒,提示隐性感染者也是不可忽视的传染源,在疫情发生期间必须要注意对粪便等污物规范处理,以及加强个人防护措施等。

本案例通过规范的现场流行病学调查,认真细致地利用描述性流行病学和分析性流行病学方法,证实疫情暴发与老人院护工护理过程中不恰当操作之间的关联,数据翔实,证据充分,并提出了针对性强的干预措施。本案例亦存在以下局限性,一是未能验证老人间直接接触导致感染的可能,二是未能对老人、护工的个人卫生行为进行调查及评分比较。

对发生在老人院以腹泻、呕吐为主要症状的包括诺如病毒胃肠炎在内的群体性急性胃肠炎,必须采取综合性预防控制措施,制定针对老人院的感染控制、护理指南和监督制度,加强病例监测,做好病例的发现、登记与管理,日常加强院内卫生与消毒,强化护工的规范操作,是预防和控制诺如病毒胃肠炎在老人院发生的关键。

在我国,因社会伦理特点,老人多以居家养老生活为主,目前老人院设置数量有限且管理有待规范和完善;随着社会经济发展,老龄人口日趋增多,以及人们传统观念逐渐的改变,敬老院等多种形式养老机构将会不断增多,势必对老年人(也是社会的脆弱人群)带来更多的传染病传播风险,本案例对进一步规范我国养老机构传染病防控工作具有较好的公共卫生意义和价值。

6. 老人院老人护理模式分类

(1) 一般护理:身体状况良好,个人日常生活自理的老人,院方提供以下服务:①每天打扫室内外卫生送开水到床前,定期(一周左右)清洗老人床上用品,保持室内外整洁;②督促老人洗澡和换洗衣服,搞好个人卫生;③督促老人遵守院规,遵守作息时间,注意饮食;④进行老人卫生保健教育,定期组织有益老人身心的活动。一般照顾护理老人自己到餐厅用餐和清洗餐具,并自行保管餐具。

(2) 半护:指身体健康情况一般,部分功能减退,活动受限,个人日常生活自理能力部分丧失或有老年痴呆症的老人,院方提供以下服务:①完成一般照顾护理服务项目;②协助老人完成日常生活活动,帮助整理床铺及床边清洁;③每日送饭、送开水和洗澡水到床前,督促老人按时进食,协助老人洗澡、换洗衣服、洗刷食具及搞好个人卫生;④帮助老人参与一些力所能及的文娱活动、锻炼,鼓励老人融入新集体,培养老人乐观心态。

(3) 全护:指身体情况较差,活动受限严重,个人如厕、洗澡等活动功能部分丧失的老人,院方提供以下服务:①完成半照顾护理服务项目;②协助老人完成部分日常生活活动。如:

剪指甲、刷牙、洗脸、刮须、理发、洗头、洗澡、如厕及冲刷便盆;③送餐、送水到床边,观察、协助老人进食;④携扶老人参加一些有益活动。

(4) 特护:指身体健康情况较差,患有器质性病变,功能减退或消失,大小便失禁(须自备尿片),脑血管意外瘫痪,心肺功能障碍或须长期卧床,严重老年痴呆症等老人。院方提供以下服务:①完成以上照顾护理服务项目,提供专人监护;②定时帮助卧床老人改变体位(1 次 /2 小时),检测皮肤受压情况;③按时给老人喂食或帮助老人进餐;④帮助老人大小便,及时擦洗及搞好个人卫生;⑤负责老人床上、床头清洁卫生工作;⑥定时帮助老人到户外活动。

(执笔人　孙立梅)

第6章

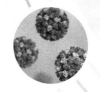

多种传播途径暴发

6.1 多种传播途径暴发调查处置要点

诺如病毒感染暴发的传播途径判断须根据暴发早期病例的感染危险因素,包括食源性、水源性和接触传播,进行综合分析。早期病例可选择指示病例至出现发病高峰的第 1 天的病例(不超过一个最长潜伏期),或者根据实际情况选择。危险因素的判断主要以流行病学病因为主,如有病原学病因支持,则危险因素的因果关联更强、更充分。

食源性传播流行病学病因判定需要分析早期病例是否有共同进餐史,可采用分析性研究方法(包括病例对照研究或队列研究)判定在疫情单位某食堂就餐 / 食用某餐次 / 某一食物是可疑暴露因素;病原学病因包括在疫情单位中食品加工人员有诺如病毒感染病例或隐性感染者,且其工作岗位与上述的可疑就餐地点 / 餐次 / 食物相关联;在食品 / 食品加工环境中检出诺如病毒,且与可疑暴露环节相关联。病例、感染的食品加工人员和环境样品的诺如病毒核酸同源性分析为 100% 同源。

水源性传播流行病学病因判定需要分析早期病例空间分布与污染水源管网 / 供应等分布是否一致,分析性研究调查结果提示使用污染的生活用水 / 饮水是可疑暴露因素;病原学病因是在污染水源检出诺如病毒。病例和污染水源的诺如病毒核酸同源性分析为 100%同源。

如在疫情早期病例分析即发现存在食源性传播,也有水源性传播;可采用分层分析方法。将疫情早期病例分 4 组,即食用可疑食物和饮用可疑污染水的人群、食用可疑食物和未饮用可疑污染水的人群、未食用可疑食物和饮用可疑污染水的人群、未食用可疑食物和未饮用可疑污染水的人群,比较 4 组人群间罹患率的差异,从而判断疫情主要由食源性传播或水源性传播、或共同因素导致暴发。

接触传播流行病学病因判定需要分析早期病例之间是否存在时间和空间的聚集;是否有环境污染,如公共区域内呕吐物暴露、存在使用电梯按钮或水龙头等共用物品;发生病例的场所通风情况。病原学病因判定可在污染环境中共用物品检出诺如病毒核酸,或在排风口区域涂抹样品和空气抽提样品中能检出诺如病毒核酸。疫情早期如存在部分病例接触传播,需要排除食源性传播和水源性传播。

本章选取广东省某医院诺如病毒感染暴发案例进行了详实的论述和解析,旨在为多种传播途径暴发调查提供参考。该案例在调查处置中多次开展调查,层层深入,不断收集各类证据,从流行病学病因和病原学病因进行全方位阐述,结论依据充分,具有较强的可信度。

(执笔人 孙立梅)

6.2 案例解析

1. 事件发现与报告 2015 年 11 月 2 日,广东省某医院中心手术室开始出现腹泻病例;随后几天,该中心手术室病例逐渐增多;至 11 月 5 日,该医院累计出现 30 例病例,均为医务人员,分布在 3 个科室(中心手术室 26 例、食堂 3 例和新生儿重症监护 1 例)。

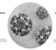 **解析与点评:**

　　事件发生在医院,主要涉及医务人员,因场所的特殊性,需要考虑该起事件是否波及就诊患者,导致暴发的病原体和原因都是什么?

11 月 6 日医院向市疾控中心报告,市区疾控中心展开调查,调查发现:截至 11 月 9 日,该院累计出现 151 名病例,医务人员 148 人和住院患者 3 例,均为轻症,无重症及死亡病例;病例临床特征主要表现为腹泻(74.2%)、腹痛(68.2%)、呕吐(62.9%)和发热(41.1%)。经采集 17 名病例肛拭子和 6 名病例粪便标本进行诺如病毒核酸检测,阳性率为 82.6%。

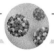 **解析与点评:**

　　事件发生在 11 月,正值广东省诺如病毒感染暴发疫情流行期;病例有腹泻和呕吐症状,呕吐比例较高,发热患者比例未超过 50%,病例病情均较轻,符合诺如病毒感染的临床特点;采集病例标本诺如病毒核酸检测阳性(阳性率达 82.6%)。从流行期发病特点、病例临床特征和实验室检测结果可以判定该事件为诺如病毒感染暴发。

　　根据既往社区诺如病毒感染监测数据和近年诺如病毒感染暴发标本检测情况等,粪便标本:如果在非诺如病毒感染流行期,诺如病毒检出阳性率高于 20%,可判定为诺如病毒感染暴发;在流行期,诺如病毒检出阳性率高于 40%,可判定为诺如病毒感染暴发。肛拭子标本:如果在非流行期,诺如病毒检出阳性率高于 20%,可判定为诺如病毒感染暴发;在流行期,诺如病毒检出阳性率高于 25%,可判定为诺如病毒感染暴发。各类标本如低于上述比例,须考虑是否存在其他病原体感染。

本起事件中病例样本仅开展诺如病毒项目检测,假设样本诺如病毒核酸检测阴性,需要开展细菌学检测,则错过病例采样最佳时机,且延误事件调查处置。因此,对病例采样时建议采集发病 3 天内病例的粪便、带便肛拭子或呕吐物标本,最好采集粪便。由于诺如病毒排毒高峰期主要在第 2~5 天,当天新发病例标本不建议采集。病例标本采集时须一式两份,一份开展常见致病菌检测,一份开展病毒性腹泻病原检测。若病例数在 20 例以下,则全部采集标本;病例数达 20 例及以上,至少采集 20 例病例标本。发病超过 3 天的病例和已痊愈病例可不采样。

2. 初次调查 该医院有门诊大楼和住院大楼共 2 栋,下设临床科室 56 个和行政科室 20 个,核定床位 1 400 张,在职员工 3 010 人;中心手术室位于住院大楼 4 楼,共有手术室 16 间,每日出入手术室的医护人员约 50 人。该医院设有员工餐厅和患者餐厅,食品加工人员和加工制作分发均各自独立。医务人员饮用某品牌桶装水,日常工作使用市政供水;患者饮用市政供水。

市区疾控中心联合调查组制订病例定义:自 2015 年 11 月 2—9 日,该医院出现以下症状之一者:①腹泻≥3 次 / 日且伴有大便性状改变者;②腹泻不足 3 次,但伴有大便性状改变和呕吐症状者;③呕吐 2 次及以上者。

调查组共搜索病例 151 例,罹患率为 5.0%;医务人员 148 人和住院患者 3 人。病例分布在 21 个科室,中心手术室病例(报告 28 例)最多,其次为产房 15 例,食堂和肿瘤妇科各 12 例。11 月 2 日报告 2 例(中心手术室和食堂各 1 人),3 日报告 1 例和 4 日报告 7 例(均为中心手术室人员),5 日(报告 20 例,涉及 3 个科室,中心手术室 17 人、食堂 2 人和新生儿重症监护室 1 人)病例数开始升高;6—7 日达发病高峰,各报告 46 例(波及 12 个科室)和 43 例(波及 18 个科室),8 日报告 27 例,9 日报告 5 例。

解析与点评:

事件主要涉及医院工作人员,住院病例仅有 3 例(可属人群腹泻病感染基线数据);住院病例和医院员工发病强度不同,应重点了解两类人群在饮用水、饮食和接触等方面的差异点。

住院患者和医院员工日常均使用市政供水,但住院患者喝市政供水、医院员工喝桶装水;住院员工和医院员工餐饮均各自独立;医务人员和住院患者存在诊疗接触,但因病例主要波及医务人员,通过诊疗行为由医务人员传染给就诊患者可能性小。

从初次调查的病例三间分布特征可发现:11 月 2—5 日早期病例主要分布在中心手术室和食堂,6 日波及 12 个科室并达到发病高峰。提示:需要重点分析是通过在中心手术室接触导致多科室医务人员发病,还是通过食堂感染厨工导致食源性传播,以及是否存在因饮用水引起传播,或 2 种及以上因素共同作用导致暴发。

该医院食堂提供早中晚和宵夜四餐,近期就餐食谱以热菜和蒸煮菜式为主,未提供贝类、沙拉和冷加工糕点等。食堂共有员工 54 名,11 月 8 日调查发现:12 名食堂员工出现恶心、呕吐症状,经采集 4 例新发食堂病例标本检测诺如病毒核酸,均为阳性。住院病例和医院员工送餐由不同配送餐厨工分开完成,负责住院病例送餐的厨工未出现急性胃肠炎等症状;发病厨工主要在医院员工餐厅工作,其中有 9 名厨工为医院各科室配餐。11 月 8 日经对无症状厨工采集标本检测诺如病毒核酸,有 6 人阳性,判定为隐性感染者。

对 10 月 30 日起医院各科室桶装水使用情况调查显示,同批次桶装水中仅有个别科室发病;11 月 6 日和 8 日,采集中心手术室的桶装水 2 份和饮水机内壁涂抹拭子 9 份标本进行诺如病毒核酸检测,结果均为阴性。

根据病例临床表现,结合流行病学调查和实验室检测结果,调查组认为:该疫情为一起诺如病毒感染暴发,初步判定接触传播是导致疫情暴发的主要原因。依据如下:

(1) 第一波病例主要为中心手术室医护人员,发病日期集中在 11 月 2—5 日,11 月 5 日起食堂及医院其他科室陆续出现病例。

(2) 厨工中多数有症状的病例曾经为中心手术室及其他科室员工送餐,可能成为中心手术室及其他科室间的传播桥梁。

(3) 食源性传播可能性尚不能完全排除,医院员工餐厅 54 名厨工中有 12 人发病和 6 例隐性感染者。

(4) 排除水污染途径,对发病科室和送桶装水批次相关性调查以及水相关样本检测诺如病毒核酸结果阴性可排除。

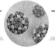 **解析与点评:**

事件传播如为接触传播,证据尚不充分,中心手术室发病员工通过何种接触方式传染至食堂和其他科室?

为住院患者配餐的厨工无发病,而为医院员工配餐的厨工有病例和隐性感染者存在,且疫情主要波及医院员工,提示通过感染厨工配送餐导致多科室出现病例的可能性存在,但需要更多的流行病学证据支持。

3. 再次探查　为进一步查明该医院是否存在食源性传播,11 月 11 日省市疾控中心开展第 2 次现场调查。省市调查组没有调整病例定义内容,时间确定为 11 月 2—11 日;病例搜索方式主要包括:①调查组走访医院各科室;②医院各科室每日收集本科室所有医护人员、住院患者等健康状况,并上报医院院感科。

11 月 2—11 日,在该医院共搜索病例 163 人,罹患率为 5.4%(163/3 010);其中,医院医务人员 146 例,食堂厨工 12 例,住院患者 5 例。

(1) 食源性传播调查:该院食堂餐食供应方式有配送餐至科室、自取餐食、堂食就餐三种。配送餐的饭盒为一次性塑料饭盒,不可回收。在食堂就餐使用不锈钢餐盘,可回收。医护人员和住院患者由不同的厨工配送餐到科室,同一名厨工完成指定科室的配餐和送餐工作。部分医护人员自行到食堂自取餐食,所有自取餐食由一名厨工完成。非订餐医护人员自带餐盒在食堂用餐。

1) 不同餐厅就餐发病情况:在医院用餐的住院患者罹患率为 0.4%(5/1 400),在医院用餐的医务人员罹患率为 5.0%（149/3 010），比较两者差异有统计学意义（χ^2=59.81，P<0.01，RR=12.50，95%CI：7.11~26.99）。

2）配送餐科室和自取餐科室发病情况：该医院医务人员的中、晚餐用餐方式主要有两种，一种由厨工配餐并送至科室，医院有 50 个科室采用配送餐方式。另一种是厨工配好餐后由科室派人到食堂自取，6 个科室采用自取餐盒方式。

调查分析 11 月 1—5 日进食配送餐和自取餐的人员罹患率分别为 4.0%（29/718）和 0.7%（1/146），比较两者差异有统计学意义（χ^2=4.07，P<0.05，RR=5.71，95%CI：1.06~33.25）。

3）感染与非感染厨工配送餐科室发病情况：10 月 1 日—11 月 1 日，食堂无厨工因病缺勤，也无厨工出现腹泻、呕吐等症状。选取 11 月 2—4 日发病的配餐厨工所配送的科室，对所配送科室 11 月 2—5 日发病人员情况进行分析：发病厨工配送科室的罹患率为 12.3%（27/219），未发病厨工配送科室的罹患率为 3.5%（29/835），两者罹患率差异有统计学意义（χ^2=27.05，P<0.01，RR=3.91，95%CI：2.26~6.76）。

11 月 8 日对厨工进行采样检测诺如病毒核酸，11 月 9 日筛查出 6 名隐性感染厨工，因其感染时间无法确定未纳入分析。

4）厨工指示病例情况：指示病例张某，男，49 岁，在医院食堂工作 6 年，日常主要从事蒸饭菜和参与配送餐工作。

10 月 30 日—11 月 6 日，除 11 月 3 日为正常轮休日外，张某一直参与配送餐工作，配送区域主要为心脏重症监护室及中心手术室，仅配送中午一餐。经多次询问张某，自诉 11 月 2 日开始出现腹胀、轻微腹泻等不适。

 解析与点评：

该医院食堂 54 名食品从业人员中，12 名发病和 6 名隐性感染，调离发病和隐性感染厨工后病例迅速下降，提示存在通过感染厨工引起传播的可能。

分析就餐地点，员工食堂和住院患者食堂的厨房、厨工和配送餐人员完全独立两套系统，此次暴发病例集中于员工食堂进餐人员，员工罹患率显著高于住院患者罹患率，表明：员工食堂是危险因素。

分析用餐方式发现：进食员工食堂配送餐罹患率比自取餐罹患率高（差异比较有统计学意义），负责配送餐的厨工有发病和隐性感染，负责自取配餐的厨工未发病，提示：接受员工食堂配送餐是危险因素。

分析发病的配送餐厨工所配送科室人员罹患率高于不发病配送餐厨工所配送科室（差异比较有统计学意义），提示：配送餐人员感染发病是危险因素。

指示病例张某，于 11 月 2 日发病，一直负责配送中心手术室和心脏重症监护室，中心手术室是最早一批病例集中科室。张某存在传播第一批手术室病例和食堂其他病例的可能。

综上所述，食堂配送餐人员感染诺如病毒，流行病学证明员工餐厅－配送餐－配送餐人员发病为有链条的逻辑关系，表明：感染厨工通过配送餐污染是本次诺如病毒感染暴发的主要传播途径。

（2）水源性传播调查

1）二次供水：该医院统一使用市政自来水作为日常诊疗工作用水。自来水接入位于住院楼负一层的 600 吨水箱，再经 6 个压力泵分别泵入高层区（6~16 层）和低层区（3~5 层）后供应相应区域使用。现场调查发现，水房卫生条件好，管理制度、维修及访问登记制度完善。未接到周边社区居民出现呕吐、腹泻病例异常增多报告。

2）桶装水：该医院员工日常饮水主要来自某品牌桶装水，采取水票形式以科室为单位统一领取桶装水，由科室自行联系桶装水公司 T 区店面送水。经调查，桶装水公司以 T 区和 H 区两个店面供应某品牌桶装水。其中 T 区店面供应该医院和一些散客，H 店面供应某大学和某部队。经调查，除医院外，某大学和某部队未接到诺如病毒感染暴发疫情报告。院方提供的 11 月 1—6 日的饮用水产品检验报告单显示桶装水各项指标均达到合格标准。

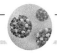 **解析与点评：**

该院设有的二次供水密封性好，有严格的使用、出入、维修等管理制度，每季度开展一次水质检测；经调查，未接到周边社区居民出现呕吐、腹泻等异常病例报告；市疾控中心开展二次供水样本诺如病毒核酸检测为阴性。

该院使用的某品牌桶装水由正规厂家生产，能提供合格批次检验报告；经调查，该品牌桶装水供应的其他集体单位无急性胃肠炎疫情报告；市疾控中心开展桶装水样本诺如病毒核酸检测为阴性。

根据饮用水调查情况，水污染引起传播的可能性较低。

（3）接触传播调查

1）集体活动调查：11 月 4—5 日，医院分 2 期集中院区全院医生（约 150 人）进行了授课式培训。

2）中心手术室早期病例调查：中心手术室指示患者发病时间为 11 月 2 日 21 时，症状为呕吐、腹泻、腹痛，无类似患者接触史。1—2 日早餐、晚餐与家人共同在家进餐，中午吃食堂配送餐，家人均无发病。

中心手术室护士反映 11 月 4 日手术室卫生间门口位置有呕吐物，现场查看男女卫生间通风不良，空间密闭。

 解析与点评：

调查发现多个科室发病数较多，存在因呕吐、接触等暴露感染的可能；查阅 11 月 4—5 日全院医生培训班签到表，多名发病医生曾参加该培训班；中心手术室 4 日卫生间有呕吐物，且空间密闭。上述均提示存在接触传播的可能。

结合流行病学调查资料、实验室检测结果及病例临床表现,省市调查组第二次调查结论认为:该起疫情主要是感染诺如病毒厨工通过配送餐造成进一步扩散,同时存在接触传播,排除水污染。

4. 追根溯源 随着广东省同期陆续出现多宗诺如病毒感染暴发疫情,发现多个涉疫单位均饮用某品牌桶装水(包括该医院),11月16日省疾控中心展开第3次现场调查。

省调查组没有调整病例定义内容,时间确定为10月30日—11月14日。省调查组走访各科室,调查并收集配送桶装水、配送餐、日常饮食及饮水习惯等信息;现场调查中心手术室、食堂等重点科室,了解环境卫生状况、员工卫生习惯及清洁消毒工作开展等情况;采取图示法、回顾性队列研究等方法分析疫情传播风险因素。

11月14日,该院报告最后1例病例,连续3天无新增病例报告,11月16日疫情终止;该疫情累计报告167例病例(医务人员162例和住院患者5例),疫情持续13天,波及医院26个科室,该院诊疗秩序未受到影响。

报告的病例主要表现为腹泻(77.3%)、腹痛(69.9%)、呕吐(61.4%)和发热(38.7%),无重症及死亡病例。

162名医院工作人员病例分布在26个科室,病例数较多的科室依次为中心手术室(27例),产科(15例),食堂(12例)、妇科肿瘤(12例)和儿科急诊(12例);各科室罹患率介于3.3%~56.5%。5名住院患者病例分布在4个病区。

疫情早期(11月2—6日)波及12个科室共77个病例。其中11月2—4日病例分布在中心手术室(9例)和食堂(1例);5日在中心手术室(17例)、食堂(2例)和新生儿重症监护(1例);6日疫情扩散到包括中心手术室和食堂在内的12个科室共47例。

指示病例发病时间为11月2日,5日出现病例数异常增多(20例),6—7日达到发病高峰,各报告47例,9日明显下降,末例病例发病时间在11月14日,疫情共持续13天。

医院工作人员男女罹患率差异无统计学意义($RR=0.7,95\%CI:0.5~1.1$);发病人群年龄介于18~67岁,中位数为29岁;职业以护士(35.4%)、医生(24.1%)为主。

(1) 食源性传播补充调查:中心手术室(99人)和心脏重症监护室(42人)同在住院大楼四楼,前者在11月2—6日累计报告病例27例,后者在疫情期间无病例报告。调查发现:该2个科室均由同一名发病厨工(11月2日发病)配送餐,提示:发病厨工配餐引起中心手术室病例异常增多可能性小。

疫情早期(11月2—6日),疫情涉及12个科室,除食堂外,有4个科室在没有发病或隐性感染厨工配送餐的情况下出现14个病例,提示:疫情早期多科室疫情与感染厨工配送餐引起的扩散不存在关联。

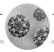 **解析与点评:**

疫情早期存在多名感染厨工参与配送餐,但同一名发病厨工配送的2个科室发病存在差异;同时,早期发病的患者存在一定比例未通过配送餐也发病的情况。以感染厨工配送餐引起疫情扩散,尚不能解释大部分病例发病情况;另一方面,如何看待在疫情早期感染厨工通过配送餐引起传播的流行病学证据?

(2) 水源性传播补充调查:某品牌桶装水公司下设的店铺为医院供水,医院采取水票的形式由科室自行联系店铺送水。分析饮用桶装水的医院工作人员罹患率为5.2%,高于饮用开水的住院患者(0.4%),两者差异有统计学意义(*RR*=14.7,95%*CI*:7.6~28.4)。

分析疫情早期(10月30日—11月6日),医院累计有47个科室配送桶装水,其中10个科室随后发生病例。比较有配送桶装水科室的罹患率(16.6%,中心手术室发病与配送桶装水关系另作分析)与无配送水科室的罹患率(2.4%),两者差异具有统计学意义(*RR*=6.8,95%*CI*:4.9~9.4)。

访谈21个科室(其中17个科室有病例报告,4个科室无病例报告)共229名医务人员,调查10月30日—11月6日饮水习惯。结果显示,医护人员以饮用桶装水为主(93.9%),其中习惯喝温水或冷水的人员占78.6%,每天饮水量中位数为500ml(50~2 400ml)。

某品牌桶装水店铺同时向某公司配送同品牌桶装水,经调查:该公司有员工20多人,11月1—7日配送3桶,桶装水饮用主要以电水壶煮开为主;自10月1日以来,该公司未出现呕吐、腹泻等症状病例异常增多情况。

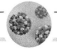

解析与点评:

经过深入开展桶装水使用情况调查,发现:饮用桶装水的医院员工罹患率显著高于住院患者罹患率;医院工作人员日常多饮用桶装水的温水和冷水,若桶装水污染,极易发病;分析10月30日—11月6日配送桶装水与疫情早期(11月2—6日)病例存在时间先后顺序,配送桶装水是疫情早期多个科室出现病例的危险因素。同期使用同一批号的另一单位现场调查发现,饮用桶装水方式与医院员工不同。

(3) 对食源性传播和水源性传播分层分析:对在10月30日—11月5日配送桶装水和11月1—5日由发病厨工配送餐的早期发病医院工作人员(11月2—6日)罹患率分析发现:有配送桶装水和有配送餐医院工作人员罹患率(14.6%)高于无配送桶装水和无配送餐人员罹患率(1.9%)(*RR*=7.8,95%*CI*:4.8~12.7);有配送桶装水和无配送餐人员罹患率(10.1%)高于无配送桶装水和无配送餐人员罹患率(1.9%)(*RR*=5.4,95%*CI*:3.1~9.5);无配送桶装水和有配送餐人员罹患率为0。

解析与点评:

通过2次对疫情早期数据分析发现,感染厨工配送餐和饮用桶装水分别是疫情传播的危险因素,且流行病学证据充分;如何判断2个因素是共同作用,还是某一因素是混杂因素,需要采用分层分析方法。

经过分析发现,疫情早期饮用桶装水是危险因素,而配送餐是混杂因素;现场调查发现,食堂也饮用桶装水,厨工发病不是中心手术室传染的,也没有通过食物传播给其他科室,早期感染厨工也是事件的"受害者"。

省调查组采集医院未开封的桶装水(批号"20151103")1份(共2桶),经检测:诺如病毒核酸阳性。

(4)接触传播补充调查:中心手术室为本起疫情较早出现病例的科室,位于住院大楼4楼,面积约3 573m²,共有手术间16间,每日进出医生约50人。11月2—6日累计报告病例27例,罹患率为27.3%(27/99)。7—8日,医院临时关闭中心手术室进行两次终末消毒。

中心手术室指示病例发病时间为11月2日21时,症状为呕吐、腹泻、腹痛,无类似患者接触史。11月1—2日早餐、晚餐均与家人共同在家进餐,中午吃食堂配送餐,家人均无发病。

据中心手术室护士长反映:11月4日男更衣室洗手盆可见呕吐物;电话调查2名病例,于11月5日分别在男、女更衣室的卫生间呕吐。现场查看男女更衣室及卫生间通风不良,空间密闭。调查组采集中心手术室男女更衣室及卫生间排风口涂抹样本共4份,经省疾控中心检测结果为:中心手术室排风口3份标本诺如病毒核酸阳性。

中心手术室配餐固定由厨工张某(11月2日发病)配送,该厨工同时配送餐给心脏重症监护室,后者无病例报告,提示:发病厨工配送餐引起中心手术室病例异常增多的可能性小。

中心手术室分别在10月30日和11月5日配送桶装水各10桶。10月30日,桶装水店铺同时向仓库、口腔科、院办、中医儿科、运输科、脑电图、医务部、眼科、司机班、6楼产前科共10个科室配送49桶水,上述10个科室在本疫情期间均无病例报告,提示:10月30日配送的桶装水存在污染的可能性小。该科室在11月2—4日报告病例9例,5日当天报告17例,根据诺如病毒感染潜伏期,病例与11月5日配送桶装水存在关联的可能性小。

综上所述,中心手术室发病与桶装水污染、发病厨工配送餐均无关联,疫情主要由诺如病毒气溶胶导致接触传播。

(5)溯源追踪:本起疫情共采集现症病例、食堂从业人员粪便和肛拭子等样本86份进行诺如病毒核酸检测,结果诺如病毒核酸阳性34份(阳性率39.5%),其中现症病例肛拭子40份,阳性20份(50.0%);现症病例粪便6份,阳性6份(100.0%);食堂从业人员肛拭子38份,阳性7份(18.4%)。

经对3份诺如病毒核酸阳性病例标本和1份桶装水(批号"20151103")阳性标本开展诺如病毒核酸基因分型,结果显示:4份标本均为 GⅡ.P17-GⅡ.17 毒株;其中对衣壳蛋白的部分基因测序,同源性为100%,提示可能存在病毒来源的一致性。

(6)事件调查结论:通过核查医院各科室桶装水配送数量和批号、访谈医务人员饮用桶装水习惯、开展桶装水使用队列研究和采集未开封的多个批号桶装水进行检测,确认该医院诺如病毒感染暴发疫情早期主要因桶装水污染引起,疫情中后期存在桶装水污染、食源性传播和接触传播,中心手术室为接触传播。

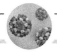 **解析与点评:**

在本起疫情中,自11月6日起,医院所有身体不适及诺如病毒核酸检测阳性的员工要求离岗居家隔离治疗;11月8日,医院加强消毒工作,严格落实病例隔离,调离发病厨工,同时开展健康宣传;11月10日,医院调离隐性感染厨工。通过加强对感染厨工的管理,疫情快速下降,提示:在疫情中后期存在因多名感染厨工的违规操作,导致食物污染进而引发后续病例发病的可能。

> 11月14日医院方停用某品牌桶装水,该天已是疫情后期,表明:某品牌桶装水呈一过性某个/某几个批号的污染。
>
> 调查分析发现:中心手术室在疫情期间饮用的桶装水属未污染的批次,对市疾控中心开展的中心手术室及相关样品检测阴性,可以较好地解释和说明。

为进一步核实并溯源,省 市疾控中心联合调查组会同省、市和区食品药品监督局于11月17—25日多次对某品牌桶装水生产厂家进行调查。

对某医院现存的某品牌桶装水(批号"20151103")和某大学现存的某品牌桶装水(批号"20151101")开展诺如病毒核酸检测,结果均为阳性,均系新厂生产;新厂原水罐中原水检测诺如病毒核酸阳性;现场调查新厂反渗透管道装置有滴漏破损情况,总厂10月28日下午停工半天进行设备检修,具体检修环节不详。

经现场调查及实验室检测结果,判断11月上旬该公司新厂生产的部分批次某品牌桶装水可能被诺如病毒污染,污染来源和环节可能为新厂水源水污染,且未有效消毒的可能性大;总厂是否存在污染须进一步查证。

5. 事件启示 开展诺如病毒感染暴发调查需要实时保持开放的思维,不要想当然,凭经验盲目判断;饮用水调查可以采用同中求异,但需要深入细致调查:饮用的方式是否一致,饮用的习惯和量是多少等;对于疫情中发现的发病或隐性感染的厨工,不要想当然就判定是食源性传播,因为本起事件中疫情早期厨工感染主要是由桶装水污染引起,是"受害者"而不是"肇事者"。

本起事件中对中心手术室开展深入细致的调查,通过空气和环境采样方法为存在接触传播提供了更有力的证据支持,较为遗憾的是未能进一步开展中心手术室空气动力学模拟实验,无法为中心手术室空气流通改善提供科学建议。进一步揭示,传染病疫情现场调查处置不但需要传染病学、食品卫生学、水卫生、病原检验、产品检验等多学科形成合力,更需要应用跨学科的技术与知识,方可更加从容地处理大型、复杂的疫情。

(执笔人 孙立梅)

附 录

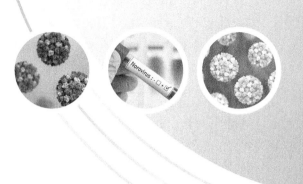

附录 1　诺如病毒感染暴发调查处置工具包

附录 1-1　诺如病毒感染性腹泻聚集性和暴发疫情调查处置流程图

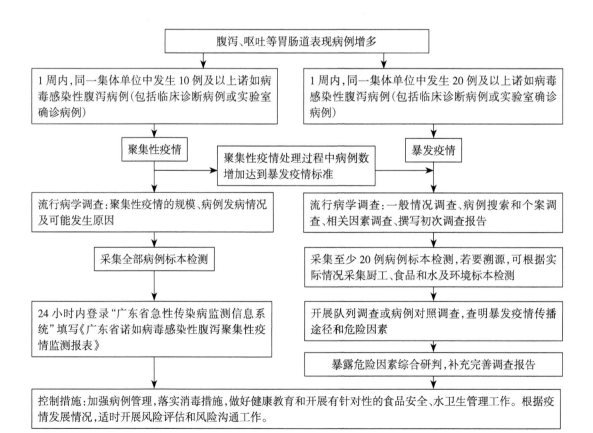

附录 1-2　诺如病毒感染性腹泻聚集性疫情监测报表

一、一般情况

疫情报告单位：＿＿＿＿＿＿＿＿＿＿＿＿＿＿

疫情报告时间：＿＿＿＿年＿＿月＿＿日

首次调查时间：＿＿＿＿年＿＿月＿＿日

疫情发生详细地点：＿＿县(区)＿＿乡(镇、街道)＿＿村(居委会)

疫情发生场所(单位)

场所属性：社区(村)/ 学校 / 工厂 / 托儿所 / 孤老院 / 医院 / 餐馆 / 其他

首例发病时间：＿＿＿＿年＿＿月＿＿日＿＿时

末例发病时间：＿＿＿＿年＿＿月＿＿日＿＿时

疫情波及或暴露人口数、发病人数、住院人数、死亡人数

二、流行病学调查

(一) 主要症状体征

症状体征	恶心	呕吐	腹胀	腹痛	腹泻	发热	(其他)	(其他)	(其他)
人数									

(二) 年龄性别分布

年龄组 / 岁	男		女		合计	
	人数	发病数	人数	发病数	人数	发病数
0~						
5~						
10~						
20~						
60~						
不详						
合计						

(三) 时间分布

日 / 时							
发病数							

（四）地区分布

部门/班级/车间等	人数	发病人数

（五）发病前有无共同聚餐史：1. 有；2. 无

（六）饮用水源类型(可多选)：1. 自来水；2. 井水；3. 河水；4. 山泉水；5. 桶装水；6. 瓶装水；7. 其他

（七）可能的传播模式(可多选)：1. 食源性传播；2. 水源性传播；3. 人人接触传播；4. 空气传播；5. 其他

三、实验室结果

标本编号	姓名	性别	年龄	发病时间	采集标本种类	标本采集时间	检测方法	检测数量	检测结果	备注

注：外环境标本除不填写姓名、性别、年龄、发病时间项外均应填写。

四、结论

（一）事件结论：1. 确认为诺如病毒感染性腹泻聚集性疫情；2. 疑似诺如病毒感染性腹泻聚集性疫情；3. 其他

（二）疫情原因分析：

调查单位：

附录 1-3　诺如病毒感染性腹泻暴发现场调查收集信息一览表

	需收集资料	已收集的请填"√"
一般情况	社区基本信息(位置、面积、自然村、人数等)	
	单位(学校)基本信息(单位名称、成立时间、性质、地点)	
	各部门(班级)的花名册	
	若无花名册,则需各部门(班级)的名称和人数	
	部门(班级)的楼层分布	
	单位(学校)内、外住宿人数	
	宿舍楼数量和名称	
	宿舍房间的楼层分布	
	每个宿舍房间住宿人数	
	近期天气异常(如长期暴雨)或灾害(如内涝)情况	
	其他:	
病例搜索和个案调查	辖区内的其他集体单位是否发生类似疫情	
	辖区内医疗机构/医务室近2个月每日腹泻病例数、就诊总人数	
	近一个月学生缺勤登记	
	近一个月教师考勤记录	
	近一个月厨工考勤记录	
	近一周是否有厨工发生呕吐、腹泻等胃肠道症状	
	病例调查个案表和一览表(手机、宿舍务必登记! 务必区分是否现症病例和轻/重症)	
	病例血常规检测结果,有检测的全部收集	
	其他:	
食品卫生	单位供餐方式	
	食堂的数量和名称	
	每个食堂用餐人数/打卡记录	
	近一周内每餐食谱	
	备餐流程	
	食堂用水来源	
	厨工调查一览表	
	其他:	

续表

	需收集资料	已收集的请填"√"
水卫生	生活用水来源及使用情况	
	本单位生活用水管网分布图	
	饮水来源及使用情况	
	桶装水分配记录	
	社区供水管网图(标记与该单位相同分支供水管线上的集体单位)	
	自来水处理工艺流程(重点是何种方式加氯,加氯的频次,每次加氯的量)	
	直饮水处理工艺流程(重点是过滤器使用时间、过滤膜更换记录及维护记录)	
	最近一个月社区/单位供水管网维修记录	
	最近一个月学校内各类生活用水的水质检测报告	
	相同供水区域内集体单位是否发生类似疫情	
	其他:	
环境卫生	教室、宿舍、食堂、厕所等场所及外周环境通风及清洁卫生现况	
	洗手液或肥皂、洗手设施等配备及使用情况	
	场所被病例粪便、呕吐物污染情况	
	现场清洁消毒情况	
	其他:	
个人防护	护理人员的防护及清洁消毒情况	
	清洁人员的防护及清洁消毒情况	
	其他:	

附录 1-4　诺如病毒感染性腹泻暴发调查病例个案表

编号□□□□□

一、基本情况

1. 患者姓名:　　　　　　　　　被访家长/家属姓名:

2. 性别:(1)男　(2)女　　　　　　　　　　　　　　　　□

3. 年龄(岁):(周岁)　　　　　　　　　　　　　　　　□□

4. 工作单位/学校:

5. 工作部门/班级/班组:

6. 职业:(1)学生　(2)教师　(3)厨工　(4)医护人员　(5)工人　(6)农民　(7)后勤行政人员　(8)散居儿童　(9)幼托儿童　(10)其他　　　　　　　　　□

7. 文化程度:(1)学龄前儿童　(2)文盲或半文盲　(3)小学　(4)初中　(5)高中或中

专 (6)大专及大专以上 (7)不详 □

8. 现住址:_____

9. 联系电话:_____

二、发病及就诊情况

1. 首发症状(描述):

发生时间:____月____日____时(上午/下午)□□月□□日□□时(Am/Pm)

2. 初诊时间:____月____日____时(上午/下午)□□月□□日□□时(Am/Pm)

3. 就诊医院:

4. 治疗情况:(1)门诊治疗 (2)住院治疗 (3)自行用药 (4)未治疗 □

5. 病情:(1)现症病例 (2)痊愈 □

三、临床表现

症状与体征		
首发症状(描述):		
1. 发热(1)有(2)无 □	6. 腹痛(1)有(2)无	□
体温(最高)__℃	7. 头痛(1)有(2)无	□
2. 恶心(1)有(2)无 □	8. 寒战(1)有(2)无	□
3. 呕吐(1)有,最多次/天(2)无 □	9. 肌肉痛(1)有(2)无	□
4. 腹泻(1)有,最多次/天(2)无 □	10. 咽痛(1)有(2)无	□
5. 腹胀(1)有(2)无 □	11. 其他症状	

四、临床检验结果

1. 血常规1 采样时间:__月__日,检验结果:WBC__(10^9/L),中性粒细胞____(%),淋巴细胞____(%)

2. 血常规2 采样时间:__月__日,检验结果:WBC__(10^9/L),中性粒细胞____(%),淋巴细胞____(%)

3. 大便常规采样时间:__月__日,检验结果:_____

4. 其他检查采样时间:__月__日,检验结果:_____

五、流行病学

1. 发病前72小时内暴露情况

1.1 有无接触同类患者:(1)有 (2)无 □

接触方式:(1)同吃 (2)同住 (3)同活动 □

最后接触时间:__月__日__时

1.2 有无接触过患者呕吐物或粪便:(1)有 (2)无 □

最后接触时间:__月__日__时

1.3　有无短距离暴露过患者呕吐物或粪便(一米内):(1)有　(2)无　　　　□
1.4　其他:_____
2. 宿舍/家庭同住人,发病患者(不含患者本人)
若有,同住人员发病情况:

姓名	性别	年龄	发病时间 (具体到小时)	接触方式	与患者 关系	是否接触 呕吐物

　　注:①性别:1=男,2=女;②接触方式:1=同吃,2=同住,3=同活动;③是否接触过同类患者呕吐物:1=是,2=否

3. 发病前72小时内摄入的食物(包括食品、饮料、酒和水果等)

日期		早餐	午餐	晚餐	备注
今天	食物名称数量				
	时间				
	地点				
昨天	食物名称数量				
	时间				
	地点				
前天	食物名称数量				
	时间				
	地点				

4. 发病前 72 小时内饮水史

4.1　是否喝生水:(1)是　(2)否　　　　　　　　　　　　　　　　　□

4.2　生活用水来源:(1)自来水　(2)井水　(3)河水　(4)泉水　(5)开水　(6)桶装水　(7)瓶装水　(8)其他　　　　　　　　　　　　　　　　　□

4.3　饮水来源:(1)自来水　(2)井水　(3)河水　(4)泉水　(5)开水　(6)桶装水　(7)瓶装水　(8)其他　　　　　　　　　　　　　　　　　□

5. 个人卫生

5.1　饭前便后洗手:(1)每次都洗　(2)有时洗手　(3)偶尔洗手　(4)从不洗手　□

5.2　是否用洗手液或肥皂:(1)是　(2)否　　　　　　　　　　　　　　□

5.3　是否喜吃生冷食:(1)是　(2)否　　　　　　　　　　　　　　　　□

6. 停课 / 离岗时间:__月__日

7. 其他情况:_____

六、实验室检验结果

采集标本种类	标本采集时间	检测方法	检测数量	检测结果	备注

调查者签名:

调查单位:

调查时间:　　年　月　日　时

附录 1-5　诺如病毒感染性腹泻暴发调查病例一览表

编号	姓名	性别	年龄	职业	电话	所在部门、班级或宿舍	发病时间	临床表现						治疗情况	病情	停课或离岗时间	家庭或宿舍成员同类病例数	备注
								发热/℃	呕吐/次·天⁻¹	腹泻/次·天⁻¹	大便性状	有无腹痛	其他					

注：①发病时间：＿＿月＿＿日；②大便性状：1＝水样便，2＝黏液便，3＝脓血便，4＝成形便；③治疗情况：1＝门诊治疗，2＝住院治疗，3＝自行用药，4＝未治疗；④病情：1＝现症病例，2＝痊愈；⑤停课或离岗时间：＿＿月＿＿日；⑥备注栏：用于注明表中未涉及的重要信息如饮水来源、方式或用餐地点、食物等。

调查单位：　　　　　　　　　　　　　调查者签名：　　　　　　　　　调查时间：

附录 1-6　诺如病毒感染性腹泻暴发厨工调查一览表

编号	姓名	性别	年龄	电话	岗位	近1个月有无腹泻、呕吐	若近1个月出现过腹泻、呕吐等胃肠道症状		是否采样	检测结果	家庭成员近1个月有无腹泻、呕吐	备注
							发病日期	生病后有无离开工作岗位				

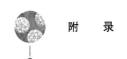

附录1-7　诺如病毒感染性腹泻暴发疫情调查报告模板

关于××学校诺如病毒感染性腹泻暴发疫情的调查报告（以学校为例）

××××年××月，我中心接到××学校电话报告，称该校近期腹泻患者异常增多，近一周发生腹泻病例近××例。为核实疫情情况，查明原因，××月××日，我中心派出专业技术人员前往该校开展调查。现将有关情况报告如下：

一、涉疫社区/单位基本情况

××学校于××市××县××镇××路××号，为××学校。全校设有××个系××个专业××个年级，共有××名学生，××名教职工；宿舍楼××栋，包括学生宿舍××栋、教工宿舍××栋、饭堂职工宿舍××栋。该校设有××间校医室，配备××名医生和××名护士，仅设门诊，无住院病区。

（××社区位于××市××县，位置××、面积××、自然村××个、人数××人）。

二、病例搜索

××月××日，××疾控中心对病例进行搜索，制订搜索病例定义如下：自××××年××月××日开始，在某范围内，有腹泻或呕吐症状者。经病例搜索，截止××月××日××时，共发现符合定义病例××例。

××月××—××日，该疫情网络报告病例××例，主动搜索病例××例，共计××例，罹患率为××.×%（××/××）；其中现症病例××例（包括住院病例××例），已痊愈病例××例；所有病例病情均较轻，无重症和死亡病例。

三、临床特征

病例临床症状主要表现为腹泻（××.×%）、呕吐（××.×%），发热（××.×%），腹泻次数介于××~××次/天（附表1）。查阅××例住院病例血常规，××.×%（××/××）病例WBC计数上升/下降，××.×%（××/××）病例中性粒细胞计数上升/下降，××.×%（××/××）病例淋巴细胞计数上升/下降。

附表1　××单位诺如病毒感染性腹泻病例临床特征（n=××）

症状	病例数/例	比例/%
呕吐（≥2次/日）	××	××.×
腹泻（≥3次/日）	××	××.×
发热（≥37.3℃）	××	××.×

四、流行病学特征

（一）时间分布

首例病例发病时间为××月××日，××日出现病例数异常增多，××日达到高峰，××日明显下降;××—××日流行曲线呈现××暴露(持续暴露或点暴露)特点(附图1)。

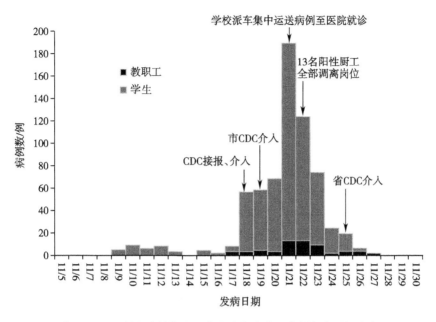

附图1　××学校或单位诺如病毒感染性腹泻病例发病时间分布

(二)空间分布

1. 院系分布　各院系均有病例发生,院系罹患率介于××.×%~××.×%之间,各院系罹患率见附表2。

附表2　××学校诺如病毒感染性腹泻病例院系分布

系别	发病数/例	总人数/人	罹患率/%
××系	××	××	××.×
××系	××	××	××.×
××系	××	××	××.×

2. 宿舍分布　病例学生主要分布在××间宿舍,占学生宿舍的××.×%(××/××),其中,发生××例病例的宿舍有××间,××例病例的宿舍有××间,××例病例的宿舍有××间。××.×%(××/××)教职工病例在校内居住,××.×%(××/××)在校外居住。

(三)人群分布

男性罹患率××.×%(××/××),女性罹患率××.×%(××/××),男女罹患率差异有统计学意义(χ^2=××.×,P=××.×),男/女性罹患率高于男/女性;发病人群年龄介于××到××岁,中位数为××岁。

教职工罹患率××.×%(××/××),学生罹患率××.×%(××/××),罹患率差异有统计学意义××.×%(××/××)。

厨工感染率××.×%(××/××),其中隐性感染率××.×%(××/××)。

五、相关危险因素调查

(一) 食品卫生

1. 餐饮供应单位概况　该校设有××个饭堂和××个商业街(包括餐饮店××间)。

××饭堂面积××m²,分××层,现有从业人员××人;各功能分区××,操作间配制××,食品加工、售卖区域卫生状况××,每天采用××方式对餐具进行消毒。饭堂提供早、中、晚正餐,供餐品种主要为××等食物,每餐就餐人次数约为××。

商业街现有餐饮店××间,从业人员××名,主要提供××、××、××等食品。

饭堂和商业街餐饮店近期员工因病缺勤以及出现腹泻、呕吐的调查结果为:××。

2. 可疑就餐地点调查　为进一步探明是否存在食源性传播的可能,调查组对病例开展病例对照研究,选择××月××—××日发病的××名实验室确诊病例作为病例组,病例所在班级××月××日至今未出现呕吐、腹泻等不适症状的学生××名作为对照组,分析比较病例组与对照组在××饭堂、商业街等××个地点就餐比例之间的差异。

多因素分析结果显示,××××(附表3)。

附表3　就餐地点多因素分析结果

就餐地点	病例/%	对照/%	OR	95%CI
××饭堂				
商业街				
××饭堂				

3. 可疑食物史调查　分析比较病例组与对照组在可疑食物进食比例之间的差异。

多因素分析结果显示,××××(附表4)。

附表4　可疑食物多因素分析结果

就餐地点	病例/%	对照/%	OR	95%CI
××食品				
××食品				
××食品				

4. 厨工调查　包括厨工发病情况、接触其他患者情况、手部卫生情况、可疑食物加工环节等。

(二) 水卫生情况

学院生活用水来自××水厂和×××水厂,其中××饭堂和××宿舍用水来自××水厂,教学楼和××宿舍用水来自×××水厂。两水厂的自来水分别接入学院管网后,各自进入密封性较好的蓄水池,经二次加压处理后供应相应场所。学院在教师办公室、宿舍和学生宿舍提供桶装水。

1. ××水厂

××水厂位于××市××县××镇,主要供应××市城区,覆盖人口约××万。水源来自××河,生产工艺按照××等工序制水。

××疾控中心对自××月××日以来该管网覆盖区域内有急性胃肠炎病例异常升高的情况调查结果为:××;对××社区卫生服务中心及下属××间卫生站(××村卫生站,××卫生站,××村卫生站)××月××—××日就诊的急性胃肠炎病例进行搜索,结果为:××。

2. 桶装水

学校的××提供桶装水,桶装水系××公司提供由其公司自行生产的××牌饮用纯净水。该品牌桶装水主要供应××、×××等区域或单位。××、×××等区域或单位近期急性胃肠炎病例发病情况为:××。

(三)环境卫生情况

教室、宿舍、食堂、厕所等场所及外周环境通风及清洁卫生现况,人口密度,洗手液或肥皂、洗手设施等配备及使用情况;场所被病例粪便、呕吐物污染情况,现场清洁消毒情况。

(四)个人防护

清洁人员在处理排泄物过程中是否有防护,清洁用品是否经常进行消毒;护理人员(老人院、孤儿院、医院等)在护理过程中是否穿着基本防护用品(口罩、手套等),并经常进行清洁消毒等。

六、实验室检测

××月××—××日,××疾控中心共采集病例粪便/肛拭子/呕吐物、饭堂及商业街厨工粪便/肛拭子/呕吐物、水样、环境涂抹拭子等样本××份进行诺如病毒检测,检测结果诺如病毒核酸阳性××份(阳性率××.×%)。其中,病例粪便/肛拭子/呕吐物××份,阳性××份(××.×%);厨工粪便/肛拭子/呕吐物××份,阳性××份(××.×%);环境拭子××份,阳性××份(××.×%);水样××份,阳性××份(××.×%)。样本诺如病毒检测结果详见附表5。

采集病例粪便/肛拭子/呕吐物××份进行食物中毒常规致病菌检测,检测结果为:××;采集水样××份进行微生物指标检测,检测结果为:××。样本常见致病菌和微生物检测结果详见附表6。

附表5　××学校疫情诺如病毒采样检测结果

序号	采样对象	采样时间	样品类型	份数	阳性数	阳性率/%	备注
1	病例		粪便/肛拭子/呕吐物				
2	病例		粪便/肛拭子/呕吐物				
3	病例		粪便/肛拭子/呕吐物				
4	厨工		粪便/肛拭子/呕吐物				

序号	采样对象	采样时间	样品类型	份数	阳性数	阳性率/%	备注
5	厨工		粪便/肛拭子/呕吐物				
6	厨工		粪便/肛拭子/呕吐物				
7	饭堂环境		环境拭子				
8	饭堂、宿舍末梢水、饮水机、桶装水		水样				
9	水源水、出厂水、末梢水		水样				

附表6　××学校疫情采样常见致病菌和微生物检测结果

序号	检测项目	采样对象	采样时间	样品类型	份数	阳性数	阳性率/%	备注
1	常规致病菌	现症病例		粪便/肛拭子/呕吐物				
2	水样微生物指标检测	出厂水末梢水、二次供水、桶装水		水样				

七、结论

结合流行病学调查资料、实验室检测结果及病例临床表现,认为该疫情为一起诺如病毒感染性腹泻暴发疫情,×× 为感染的主要危险因素,同时存在 ×× 传播,排除 ×× 传播。主要依据如下:

(一)×× 为感染的主要危险因素

1. 本次疫情流行曲线呈现 ×× 暴露特点。

2. 病例在 ×× 期间 ××××。

3. 病例对照研究结果显示 ×× 是感染诺如病毒的危险因素。

4. 实验室检测结果发现:××××。

5. ××××。

(二)排除 ×××× 传播

1. ××××。

2. ××××。

(三)存在 ×××× 传播

1. ××××。

2. ××××。

八、趋势研判

根据目前疫情发展态势评估,该疫情已得到××控制,且疫情仅局限于××××内;如果不能持续有效落实各项防控措施,疫情可能会出现××××。

九、已开展的防控措施

(一)××××。

(二)××××。

十、工作建议

(一)××××;

(二)××××。

附录1-8　诺如病毒感染性腹泻样品采集、运输、保藏工作指引

一、采样对象与数量

(一)标本种类

粪便、带便肛拭子和呕吐物,最好采集粪便。特殊情况时采集唾液用于人体易感性检测。可根据疫情调查需要采集食品、水及各类场所(如厨房、厕所等)的环境涂抹样品。

(二)采样数

病例数20例以下,全部采集;病例数20例以上,至少采集20例病例标本。

二、采集要求

(一)粪便、带便肛拭子和呕吐物

粪便可用便盒采集;肛拭子用采样棉签蘸生理盐水或病毒保存液、或PBS液后,插入肛门4~5cm(幼儿2~3cm)处,轻轻旋转擦取直肠表面带便黏液,置于含病毒保存液的采样管中;呕吐物可注入灭菌容器内。

粪便、带便肛拭子及呕吐物采集的最优时间在发病后48~72小时内,各采集3g/3ml左右。

采样时,如发现手套被污染应及时更换,采样容器外部被污染时须独立包装,以避免样品间的交叉污染。样本采集后,立即冷藏保存。

(二)唾液

用灭菌平皿或广口容器留取1ml,或用棉拭子沾两颊黏膜及舌底擦拭留取。

(三)食品

将残余食物用灭菌镊子或匙采取,置于灭菌容器;如无残余食物,可用干净拭子在盛放过可疑食物的容器内涂擦,然后置于装有2ml生理盐水或病毒保存液试管内。由于目前没有标准检测方法,暂时无法确定采集量,可根据病毒的最低感染限、所用方法的最低检出限和可能的用量协商确定。

（四）水

用干净无菌瓶采集疑似被污染的饮用水或生活用水。由于目前没有标准检测方法，暂时无法确定采集量，可根据病毒的最低感染限、所用方法的最低检出限和可能的用量协商确定。

（五）环境涂抹标本

可用干净拭子涂擦，放入病毒保存液或 PBS 液容器内。

如果仅开展诺如病毒检测，上述标本可放入病毒保存液或 PBS 液内保存；如须加做细菌学检测项目，另取上述标本放入 Cary-Blair 氏运送培养基管中保存。

三、标本运送与贮存

（一）标本采集后冷藏于 10℃以下立即送检，同时附样品送检表（附表 7）。

（二）标本在采集交送过程中尽量固定、防止泄漏，如须长途运输，应放在有密封圈的螺口管中；注意防止交叉污染。

（三）如不能尽快开展检测，应贮存在 –20℃冰箱短期保存。

附表 7　传染病监测／疫情相关样品送检表

送检单位：　　　　　检验项目：

样本编号	姓名	性别	出生日期／年龄	样品来源	发病日期	采样日期	样品类型	临床诊断或表现	实验室结果			备注

说明：1. 实验室编号由检验人员填写，其余由送检单位填写，送检单位各种相关编号均填在原编号栏，以标点符号隔开；2. 样品来源指患者、接触者、健康人、环境、媒介生物、食物等；3. 样品类型指粪便、肛拭子、呕吐物等；4. 实验室结果可根据实际情况增减栏目；5. 备注在该栏中注明疫情名称和所用检验方法和试剂，以便发报告与核对

送检人：　　　　　送检日期：

附录 1-9　诺如病毒感染性腹泻样品检测工作指引

诺如病毒的实验室检测方法主要包括核酸检测和抗原检测，核酸检测是目前国际上最常用的检测方法。这些方法各有优缺点，在操作时可根据技术水平、经济条件和使用目的进行选择，对于检测结果应参照临床症状和流行病学特征进行分析。

一、标本处理

（一）粪便

将 1ml PBS 加入至 1.5ml EP 管或 2ml 螺口管中,再加入 0.1g 固体粪便标本或 0.1ml 液体粪便标本,置于漩涡振荡器充分混匀,≥5 000r/min 离心 5 分钟,或≥3 000r/min 离心 30 分钟,吸上清,制成 10% 的便悬液,立即检测或置 –20℃冰箱保存备用。注意便悬液如果过浓,可能导致提取的核酸中抑制物过多,影响核酸检测结果。

（二）肛拭子

漩涡振荡器振荡 15 秒后,吸上清立即检测或置 –20℃冰箱保存备用。

（三）呕吐物

置于漩涡振荡器充分混匀,≥5 000r/min 离心 5 分钟,或≥3 000r/min 离心 30 分钟,吸上清,立即检测或置 –20℃冰箱保存备用。

（四）环境涂抹标本

经漩涡振荡器振荡 15 秒后,吸上清立即检测或置 –20℃冰箱保存备用。

二、标本检测

（一）核酸检测

1. 核酸提取　目前有多种商业试剂可用于粪便等标本的核酸提取,可用病毒 RNA 提取试剂,也可用 RNA&DNA 总核酸提取试剂,具体提取方法按照试剂说明书。采用总核酸提取试剂,在使用反转录聚合酶链反应扩增核酸时容易受到来自人、细菌等非目标物种基因的影响,产生假阳性,因此以 RNA 提取试剂为佳。

核酸提取完成后,尽快放入冰箱保存,如果 3 天内开展核酸检测,10℃以下保存即可,超过这个时间须放入 –70℃冰箱保存。注意尽量不要让核酸被环境中、手套上的细菌、灰尘中含有的 RNA 酶降解,也不要反复冻融。

2. 荧光反转录聚合酶链反应（real-time RT-PCR）　本方法是诺如病毒核酸检测的首选方法,特异性和敏感性较高,出现假阳性的概率也远低于传统 RT-PCR,但受病毒核酸变异影响较 RT-PCR 大。目前国内商业化的试剂可检测 $G\,I$ 和 $G\,II$ 组病毒,但对于 $G\,IV$ 组病毒的检测效果还不清楚,有些试剂的 $G\,I$ 组检测效果也相对较差,因此如果检测结果为阴性不能排除该病毒感染。

3. 反转录聚合酶链反应（RT-PCR）　本方法是国际上常用检测方法,可准确、灵敏地检测标本中的诺如病毒,敏感性和特异性较 real-time RT-PCR 方法低。该方法最大优点在于可以进一步进行病毒基因型的研究,这对于流行病学具有重要意义。但该方法也有缺点,首先由于粪便中抑制 PCR 反应的成分多,可能影响 PCR 反应,造成假阴性,对此可通过稀释标本降低抑制物浓度来解决。另外由于诺如病毒基因变异大,目前还没有一对引物能把所有的基因型都检测出来,这也可能造成假阴性。采用套式 PCR 方法还可进一步提高检测的灵敏度,也可提高特异性,但非常容易造成实验室污染,因此操作时须做好防污染措施。

（二）抗原检测

1. 酶链免疫法　此法操作简便、结果较稳定,在暴发疫情粪便标本检测中可考虑使用这种检测方法。但由于病毒抗原制备复杂,病毒变异大,只能检出与抗体同源或相近的病毒,因此对于某些型的病毒可能无法检测到。现有质量较好的试剂盒对于目前引起暴发的主要基因型一般可以检出。由于粪便中成分复杂，影响因素多，可能出现假阳性，应结合临床症状和流行病学特征分析结果。在检测暴发疫情标本时，标本数量多、种类主要为粪便时，可考虑使用这一检测方法。

2. 胶体金法　操作简便，但敏感性较低，特殊情况下可以考虑使用，不推荐。

三、检测结果分析

根据既往社区诺如病毒感染监测数据和近年诺如病毒感染暴发标本检测情况等，对暴发疫情标本检测结果提出以下分析供参考，同时须综合考虑疫情现场流行病学调查结果等情况。

（一）粪便标本

如果在非流行季节，诺如病毒检出阳性率高于 20%，可能为诺如病毒暴发；在流行季节，诺如病毒检出阳性率高于 40%，可能为诺如病毒暴发。

（二）肛拭子标本

如果在非流行季节，诺如病毒检出阳性率高于 20%，可能为诺如病毒暴发；在流行季节，诺如病毒检出阳性率高于 25%，可能为诺如病毒暴发。

各类标本如低于上述比例，须考虑是否存在其他主要病原体。

当用某一种方法检测诺如病毒为阴性，而流行病学无法排除诺如病毒感染时，建议选用另一种方法检测诺如病毒。

附录1-10　诺如病毒感染性腹泻消毒工作指引

一、消毒原则

1. 对污染物品可选用含氯消毒剂、煮沸和紫外线杀菌灯等方式进行消毒。

2. 含氯消毒剂对金属制品具有一定的腐蚀性，消毒后应尽快用水清洗。

3. 含有效氯 1 000mg/L 的含氯消毒液的配制，可用 84 消毒液原液与清水按 1∶50 的比例或 1 公斤水加泡腾片 2 片。

4. 开展环境清洁和消毒时应做好个人卫生防护，戴口罩和手套，脱去手套应及时清洁和消毒手，清洁用品（地拖、抹布、桶等）使用后也须清洗和消毒。

二、随时消毒

1. 清洁被患者呕吐物、粪便等污染的物体表面、地面和墙壁，可先用即弃型物品清理污物，再用含有效氯 5 000mg/L 消毒剂溶液擦拭或喷洒消毒，作用 30 分钟。如需要反复使用的物品（如毛巾、拖把等）应用含有效氯 1 000mg/L 消毒剂溶液浸泡 30 分钟，必要时用清水擦拭或冲洗干净。清理工作完毕后，应及时用流动清水及洗手液或肥皂按正确方法洗手，必要时可用复配手消毒剂进行双手消毒。

2. 患者尽量使用专用厕所或者专用便器，排泄物、呕吐物可用干漂白粉（加入量为排泄物的 1/3）搅拌均匀，放置 1~2 小时后倒入厕所内。

3. 患者的衣服、床单、食具等可先煮沸消毒 15~20 分钟后再清洗。居室、地面、家具、器皿可用有效氯为 1 000mg/L 的含氯消毒剂拖扫或擦拭消毒。拖把、抹布等清洁用具也需用含氯消毒剂浸泡消毒。

4. 患者和家属的手,饭前便后可用 0.5% 碘伏溶液(含有效碘 5 000mg/L)或 0.5% 氯己定醇溶液涂擦,作用 1~3 分钟。

5. 加强室内的通风换气。

三、重点消毒

1. 要加强对食品餐饮具的消毒,餐饮服务机构要按规章制度的要求加强消毒工作。疫情期间严禁聚餐。

2. 若河流、沟渠、湖塘等水体受到污染,要立即停止使用这些水源,在水体旁边插上警示牌并派专人看管。经卫生学评估合格后方可启用。必要时,可用漂白粉对水体进行消毒。

(1) 若井水可能受到污染,则须消毒。消毒可投加漂白粉、二氯异氰尿酸钠、次氯酸钙等消毒剂进行消毒。①直接投加:根据估算的井水量,按照有效氯 2~4mg/L 计算,确定投放药物量,投放药物后井水的余氯量应保持在 0.3~0.5mg/L。每天的首次投放时间应在清晨居民未取水之前,药物投放半小时后可使用。若取水量大,每天应多次加药,保持井水余氯量。②持续投加:在竹筒、小瓶、塑料袋等容器上面或旁边钻 4~6 个孔,孔的直径为 0.2~0.5cm,装漂白粉 250~500g,封住容器口后,用浮筒或细绳使其浮于水中,利用取水时的振荡,使容器中的氯慢慢从小孔放出,保持水中的余氯量。一次加药可持续消毒一周左右。井水消毒应定时测量水中的余氯浓度,据此调整加药量。

(2) 发生疫情时,无自来水的农村地区应用缸进行饮用水消毒。消毒应在澄清缸水后进行,作用半小时后可用,消毒后缸水的余氯量应为 0.3~0.5mg/L。如余氯过低,应再次加氯;如余氯量过高出现明显氯味而有碍饮用,可煮沸脱氯后饮用。有自来水的地区要确保自来水的生产安全,混合、凝集、沉淀、过滤、消毒各环节按规定操作确保管网末梢水的余氯量为 0.3~0.5mg/L。

3. 加强厕所的管理,对重点部位进行有效的消毒。防止未经消毒的粪便经管道等排入水体,确保未经消毒的粪便不污染水体和周围环境。

附录 2　重点场所及人群预防控制工作指引

附录 2-1　社区家庭诺如病毒感染性腹泻预防控制指引

一、日常预防措施

1. 家庭成员要养成良好的个人卫生习惯,坚持勤洗手、勤剪指甲。进食前或如厕后,应用肥皂及清水洗净双手。

2. 饮水要喝开水,不喝生水;不要进食生冷食物(如刺身、沙拉等),彻底清洗水果和蔬菜,不吃变质、不洁食物。

3. 住所开窗通风和 / 或机械通风(使用风扇),并保持室内空气流通。家具表面、门把、厕所等用含氯消毒液消毒、擦洗。

4. 保持居室及环境的卫生,清除苍蝇、蟑螂的孳生地。

5. 家庭成员要做好自我防护和健康监测。如有腹泻、呕吐等胃肠症状,应尽早到医院的肠道门诊就诊,勿上班 / 课。

二、居家隔离期间的建议

除做好上述日常预防措施外,还须做到:

1. 患者应有自己独立的饮食用具等生活用品,最好能安排独立的厕所,注意厕所的清洁、通风。

2. 患者不宜为家人准备和烹饪食物。

3. 被污染的物品或表面,清洁后进行擦拭或浸泡消毒。清理患者呕吐物及粪便时须戴口罩和手套,处理完后要及时用肥皂、消毒洗手液等清洁和消毒双手。

4. 下列腹泻病例建议到医院就诊,并采取防护措施

(1) 患者如出现频繁呕吐或腹泻,有脱水症状(主要表现为少尿、口干、咽干、站立时感觉头晕目眩,在儿童中可表现为啼哭无泪或少泪、异常瞌睡或烦躁)则需要转到医院住院治疗。

(2) 患者如为小孩(小于 5 岁)、老人(大于 65 岁)、孕妇、有心脑呼吸系统以及免疫缺陷基础疾病等人员建议医院就诊,必要时住院治疗。

(3) 看病时要戴口罩,避免四处触摸公共场所表面,回家后及时清洗双手。

5. 患者症状消失,观察 72 小时后到医疗机构开具健康证明后才可上班 / 课。

附录 2-2　集体单位诺如病毒感染性腹泻预防控制指引

一、日常预防措施

1. 制订本单位诺如病毒感染性腹泻防控预案,建立领导责任制,并将责任分解到部门、单位和个人。开展多种形式的健康宣教,普及防治知识。

2. 设置充足的洗手水龙头,配备洗手液或肥皂供使用。

3. 单位成员养成良好的个人卫生习惯,坚持勤洗手、勤剪指甲;进食或处理食物前,如厕后须用肥皂及清水彻底洗净双手。

4. 搞好办公场所及宿舍环境卫生。每周至少清洁地面、门窗和桌面一次;保持厕所清洁卫生;加强通风,保持空气流通;生活垃圾应集中存放并加盖,定期清理生活垃圾,保持卫生。

5. 严格按照规章制度做好集体单位的食品及饮用水供应管理,确保其卫生安全。

6. 若有员工(尤其是厨工)或学生出现呕吐、腹泻等症状,应及时就医,不得带病上班 / 课。

7. 单位 / 学校要落实晨午检制度、因病缺勤登记追踪制度,发现腹泻病例异常增多时(3天超过 5 例)立即报告当地疾控机构及相关行政部门。

二、控制措施

集体单位出现呕吐、腹泻患者异常增多或证实疫情流行时,除继续做好上述日常预防措施外,还须实施:

1. 病例及隐性感染者均应暂停上课/上岗,原则上隔离期为症状完全消失后72小时;其中从事食品操作岗位的病例及隐性感染者须连续2次粪便/肛拭子诺如病毒核酸检测阴性后方可解除隔离。

2. 做好隔离场所和污染场所的消毒工作。至少由专人每天两次对隔离场所的厕所、床铺、课桌/椅、门把手等清洁消毒,并配备必要的消毒药品;清理患者呕吐物及粪便时要做好防护,戴口罩和手套,处理完后要及时用肥皂、消毒洗手液等清洁和消毒双手;被患者呕吐物和粪便污染的被服、地板等物体表面以及清洁用具均用含氯消毒液浸泡清洗。被污染的衣物也可采用煮沸消毒的方法。

3. 集体单位成员(尤其是厨工)要做好自我防护和健康监测。如有腹泻、呕吐等胃肠症状,应尽早到医院就诊,切勿上班/课。单位指定专人负责与离校或离岗的人员联系,了解每日健康状况。

4. 确定聚集性或暴发疫情后,根据疾病预防控制机构的要求实行日报和零报告制度,掌握病例每日增减情况;对本单位内外环境进行彻底清洁消毒,配合做好暴发疫情的处置工作。

5. 在疫情流行期间,停止举办各种聚餐和集会等活动。

附录2-3　集体食堂诺如病毒感染性腹泻预防控制指引

一、日常预防措施

1. 制订本单位诺如病毒感染性腹泻防控预案,建立领导责任制,并将责任分解到部门、单位和个人。开展多种形式的健康宣教,普及防治知识。

2. 保持良好的环境卫生。搞好食堂内外环境清洁卫生,及时清运垃圾废弃物,清除苍蝇、蟑螂孳生地。

3. 从业人员养成良好的个人卫生习惯和饮食习惯,坚持勤洗手、勤剪指甲;进食或处理食物前、如厕后用肥皂(或洗手液)及清水彻底洗净双手;避免裸手直接接触即食食品。

4. 严格按照规章制度进行食品的运送、加工、处理和保存,工作结束后及时清洗和消毒工作用具、柜台、台面抹布等。

5. 食堂餐具数量与就餐人数相适应,餐具使用后及时洗净,定位存放,保持清洁。消毒后的餐具贮存在专用封闭的保洁柜内备用,保洁柜有明显标记。

6. 加强对双壳贝类、沙拉、凉菜、冷加工糕点等高风险食品的烹调加工控制,保证食物彻底煮熟煮透和避免交叉污染。

7. 设置独立员工洗手间,完善卫生管理制度及食品加工流程,严格监控从业人员健康状况,可疑病例及时就医及调离岗位。

8. 应为就餐师生提供足够的洗手设施、肥皂(或洗手液)。

9. 要保证食品加工用水的卫生和安全。

二、疫情控制措施

集体食堂从业人员中出现呕吐、腹泻患者或隐性感染者(诺如病毒核酸检测阳性者),除继续做好上述日常预防措施外,还须实施:

1. 从业人员中的呕吐、腹泻患者或隐性感染者须向本单位食品安全管理人员报告,立即调离岗位并隔离治疗,防止污染食品造成疫情扩散。

2. 患病职工及隐性感染者均应暂停上岗,原则上其隔离期为症状完全消失后 72 小时;其中从事食品操作岗位的病例及隐性感染者须连续 2 次粪便 / 肛拭子诺如病毒核酸检测阴性后方可解除隔离。

3. 在疫情流行期间,停止供应凉菜、沙拉、烧腊等高风险食品,必要时可以采取暂停食堂供餐服务的临时控制措施。

4. 加强食堂食品加工处理场所、就餐场所、设备设施和操作台面的消毒工作。

附录 2-4　水源性诺如病毒感染性腹泻预防控制工作指引

一、日常预防措施

经水传播是诺如病毒感染性腹泻流行的重要途径之一,必须加强对饮用水的消毒和管理,日常预防措施包括:

1. 供水单位供应的生活饮用水水质必须符合国家《生活饮用水卫生标准》的要求,定期开展水质检测。水质净化、消毒产品和涉水产品具备有效卫生许可批件,水处理设施正常运转。建立、健全生活饮用水卫生管理规章制度,制水人员持证上岗。

2. 使用自备水源的集体单位,水源经水质监测和卫生学评价合格后,方可作为供水水源。重点加强对水源的卫生防护,周边设置卫生安全防护设施,无生活性或工业性污染源。自备水源应配套水处理和消毒设施,禁止直接使用井水、河水等作为饮用水。

3. 使用二次供水设施的集体单位,供水设施必须符合《二次供水设施卫生规范》的要求。由管理单位负责制定和落实二次供水的卫生管理制度,负责二次供水设施的日常运转、维护,并委托专业公司对供水系统定期进行清洗、消毒。专职或兼职管理人员每年进行一次健康体检和卫生知识培训,合格上岗。

4. 使用分质供水、直饮水机的集体单位,应委托有资质单位出具水质检验合格报告,定期更换水处理材料,定期清洗、消毒净水设备及管道。

5. 集中购买桶装水时,应采购质量信誉度良好生产商的产品,查验供水厂家的资质和产品合格证书。定期对饮水机进行清洗和消毒,并留存书面记录。假期停用较长时间应更换新鲜水,并对饮水机进行放空冲洗消毒。

6. 供水单位和使用单位按职责分工共同做好供水管网的维护和检修。防止因系统设计缺陷、管网渗漏等原因导致虹吸回流发生,避免生活饮用水受污染。

二、疫情控制措施

已明确或高度怀疑疫情暴发是由于生活饮用水受污染引起的,对可疑受污染的供水水源及时采取控制措施,确保生活饮用水水质符合国家《生活饮用水卫生标准》的要求,还须实施:

1. 暂停使用被污染的水源或供水设施,尽快查明污染来源,清除并阻断污染源对饮用水源的进一步污染。加强水源防护措施,必要时更换水源。

2. 发生水源性疫情时,确保自来水生产安全,混凝、沉淀、过滤等制水环节应按规范要求严格操作,并加强消毒措施;自备水源、井水受到污染,应清除污染源,同时进行水质消毒;二次供水受污染,应充分排放供水系统中残留的污水,通过增加投氯量等方式进行消毒;桶装水、直饮水机出现污染的,暂停使用,并立即对桶装水机、直饮水机进行消毒处理;经卫生学评价合格后方可启用相关饮用水。

3. 恢复供水前,采用含高浓度余氯的自来水对供水系统进行彻底冲洗消毒。

附录 3　诺如病毒感染预防控制健康教育核心信息

一、针对家庭

1. 饮食卫生食物要完全煮熟才能使用,水要烧开后饮用。

2. 个人卫生勤洗手。

3. 患病后发生腹泻呕吐后,呕吐物和粪便要在戴好口罩手套的情况下及时消毒和处理,并及时就医。

二、针对集体单位

1. 注意食品安全,食物要完全煮熟才能提供,尽量不供应生鲜食物和熟食。

2. 注意用水安全,水质定期检测,滤芯定期更换,直饮水要烧开才能提供。

3. 加强厨工管理,厨工在开展操作时,必须按要求全程佩戴口罩手套。一旦出现消化道不适症状立即离开工作岗位。

4. 加强晨检和因病缺勤追踪,一旦发现病例立即隔离(症状消失后 72 小时复课 / 工),短时间内发生多例病例要立即报告当地疾控机构和教育主管部门,并按要求开展疫情处置。

5. 加强呕吐物规范处理。

6. 流行季加强通风和常规清洁消毒。

参 考 文 献

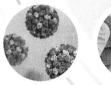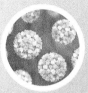

1. Is There an Epidemic Vomiting Disease of Winter? Am J Public Health Nations Health, 1943, 33:412-413.

2. Miller R, Raven M. Epidemic Nausea and Vomiting. Br Med J, 1936, 1:1242-1244.

3. Gray JD. Epidemic Nausea and Vomiting. Br Med J, 1939, 1:209-211.

4. Bradley WH. Epidemic Nausea and Vomiting. Br Med J, 1943, 1:309-312.

5. Haworth JC, Tyrrell DA, Whitehead JE. Winter vomiting disease with meningeal involvement: an outbreak in a children's hospital. Lancet, 1956, 271:1152-1154.

6. de Graaf M, van Beek J, Koopmans MPG. Human norovirus transmission and evolution in a changing world. Nature Reviews Microbiology, 2016, 14:421-433.

7. Donaldson EF, Lindesmith LC, LoBue AD, et al. Viral shape-shifting: norovirus evasion of the human immune system. Nature Reviews Microbiology, 2010, 8:231-241.

8. Tan M, Jiang X. Norovirus-host interaction: Multi-selections by human histo-blood group antigens. Trends in Microbiology, 2011, 19:382-388.

9. Debbink K, Donaldson EF, Lindesmith LC, et al. Genetic Mapping of a Highly Variable Norovirus GⅡ.4 Blockade Epitope: Potential Role in Escape from Human Herd Immunity. Journal of Virology, 2012, 86:1214-1226.

10. Hardy ME. Norovirus protein structure and function. FEMS Microbiology Letters, 2005, 253:1-8.

11. 薛亮. 诺如病毒GⅡ型流行株基因组特征分析及进化机制研究. 华南理工大学, 2013.

12. Zheng DP, Ando T, Fankhauser RL, et al, Monroe SS. Norovirus classification and proposed strain nomenclature. Virology, 2006, 346:312-323.

13. Li L, Shan T, Wang C, et al. The Fecal Viral Flora of California Sea Lions. J Virol, 2011, 85:9909-9917.

14. Wu Z, Yang L, Ren X, et al.Deciphering the bat virome catalog to better understand the ecological diversity of bat viruses and the bat origin of emerging infectious diseases. ISME J, 2016, 10:609-620.

15. Lysén M, Thorhagen M, Brytting M, et al. Genetic diversity among food-borne and waterborne norovirus strains causing outbreaks in Sweden. J Clin Microbiol, 2009, 47:2411-2418.

16. Debbink K, Lindesmith LC, Donaldson EF, et al. Emergence of new pandemic GⅡ.4 Sydney norovirus strain correlates with escape from herd immunity. The Journal of infectious diseases 2013, 208:1877-1887.

17. Siebenga JJ, Vennema H, Zheng D, et al. Norovirus Illness Is a Global Problem: Emergence and Spread of Norovirus GⅡ.4 Variants, 2001-2007. The Journal of Infectious Diseases, 2009, 200:802-812.

18. Eden JS, Hewitt J, Lim KL, et al. The emergence and evolution of the novel epidemic norovirus GⅡ.4 variant Sydney 2012. Virology, 2014, 450-451: 106-113.

19. Boon D, Mahar JE, Abente EJ, et al. Comparative Evolution of GⅡ.3 and GⅡ.4 Norovirus over a 31-Year Period. Journal of Virology, 2011, 85: 8656-8666.

20. Swanstrom J, Lindesmith LC, Donaldson EF, et al. Characterization of Blockade Antibody Responses in GⅡ.2 1976 Snow Mountain Virus-Infected Subjects. J Virol, 2014, 88: 829-837.

21. Lu J, Sun L, Fang L, et al. Gastroenteritis Outbreaks Caused by Norovirus GⅡ.17, Guangdong Province, China, 2014-2015. Emerg Infect Dis, 2015, 21: 1240-1242.

22. Lu J, Fang L, Zheng H, et al. The Evolution and Transmission of Epidemic GⅡ.17 Noroviruses. Journal of Infectious Diseases, 2016, 214: 556-564.

23. Matsushima Y, Mizukoshi F, Sakon N, et al. Evolutionary Analysis of the VP1 and RNA-Dependent RNA Polymerase Regions of Human Norovirus GⅡ.P17-GⅡ.17 in 2013-2017. Front Microbiol, 2019, 10: 2189.

24. Bull RA, Eden JS, Rawlinson WD, et al. Rapid Evolution of Pandemic Noroviruses of the GⅡ. 4 Lineage. PLoS Pathogens, 2010, 6: e1000831.

25. Shanker S, Czakó R, Sapparapu G, et al. Structural basis for norovirus neutralization by an HBGA blocking human IgA antibody. Proceedings of the National Academy of Sciences, 2016, 113: E5830-7.

26. Shanker S, Choi J-M, Sankaran B, Atmar RL, et al. Structural Analysis of Histo-Blood Group Antigen Binding Specificity in a Norovirus GⅡ.4 Epidemic Variant: Implications for Epochal Evolution. Journal of Virology, 2011, 85: 8635-8645.

27. Tan M, Jiang X. Norovirus and its histo-blood group antigen receptors: an answer to a historical puzzle. Trends in Microbiology, 2005, 13: 285-293.

28. Bu W, Mamedova A, Tan M, et al. Structural Basis for the Receptor Binding Specificity of Norwalk Virus. Journal of Virology, 2008, 82: 5340-5347.

29. Huang P, Farkas T, Zhong W, et al. Norovirus and Histo-Blood Group Antigens: Demonstration of a Wide Spectrum of Strain Specificities and Classification of Two Major Binding Groups among Multiple Binding Patterns. J Virol, 2005, 79: 6714-6722.

30. Harrington PR, Vinje J, Moe CL, et al. Norovirus Capture with Histo-Blood Group Antigens Reveals Novel Virus-Ligand Interactions. Journal of Virology, 2004, 78: 3035-3045.

31. Tan M, Hegde RS, Jiang X. The P Domain of Norovirus Capsid Protein Forms Dimer and Binds to Histo-Blood Group Antigen Receptors. Journal of Virology, 2004, 78: 6233-6242.

32. Tan M, Xia M, Chen Y, et al. Conservation of Carbohydrate Binding Interfaces — Evidence of Human HBGA Selection in Norovirus Evolution. PLoS ONE, 2009, 4: e5058.

33. Parra GI, Abente EJ, Sandoval-Jaime C, et al. Multiple Antigenic Sites Are Involved in Blocking the Interaction of GⅡ.4 Norovirus Capsid with ABH Histo-Blood Group Antigens. Journal of Virology, 2012, 86: 7414-7426.

34. Jin M, Zhou Y, Xie H, et al. Characterization of the new GⅡ.17 norovirus variant that emerged recently as the predominant strain in China. Journal of General Virology, 2016, 97: 2620-2632.

35. Zhang X-F, Huang Q, Long Y, et al. An outbreak caused by GⅡ.17 norovirus with a wide spectrum of HBGA-associated susceptibility. Scientific Reports, 2016, 5. DOI: 10.1038/srep17687.

36. Lindesmith LC, Kocher JF, Donaldson EF, et al. Emergence of Novel Human Norovirus GⅡ.17 Strains Correlates With Changes in Blockade Antibody Epitopes. J Infect Dis, 2017, 216: 1227-1234.

37. Lindesmith LC, Donaldson EF, LoBue AD, et al. Mechanisms of GⅡ.4 Norovirus Persistence in Human Populations. PLoS Medicine, 2008, 5: e31.

38. Debbink K, Lindesmith LC, Donaldson EF, et al. Emergence of New Pandemic GⅡ.4 Sydney Norovirus Strain Correlates With Escape From Herd Immunity. The Journal of Infectious Diseases, 2013, 208: 1877-1887.

39. Siebenga JJ,Vennema H,Renckens B,et al. Epochal Evolution of GGⅡ. 4 Norovirus Capsid Proteins from 1995 to 2006. Journal of Virology,2007,81:9932-9941.

40. Lindesmith LC,Beltramello M,Donaldson EF,et al. Immunogenetic Mechanisms Driving Norovirus GⅡ.4 Antigenic Variation. PLoS Pathogens,2012,8:e1002705.

41. Lopman BA,Steele D,Kirkwood CD,et al. The Vast and Varied Global Burden of Norovirus:Prospects for Prevention and Control. PLoS Med,2016,13:e1001999.

42. Zheng D-P,Widdowson M-A,Glass RI,et al. Molecular epidemiology of genogroup II-genotype 4 noroviruses in the United States between 1994 and 2006. J Clin Microbiol,2010,48:168-177.

43. Wang H,Wang DH,Chen C,et al. Epidemiologic characteristics of outbreaks of three norovirus genotypes (GⅡ.2,GⅡ.17 and GⅡ.4 Sydney)in Guangzhou,China,from 2012 to 2018. Epidemiol Infect,2019,147:e207.

44. Parra GI,Green KY. Genome of Emerging Norovirus GⅡ.17,United States,2014. Emerging Infect Dis,2015, 21:1477-1479.

45. Lu J,Sun L,Fang L,et al.Gastroenteritis Outbreaks Caused by Norovirus GⅡ.17,Guangdong Province,China, 2014-2015. Emerging Infect Dis,2015,21:1240-1242.

46. van Beek J,de Graaf M,Xia M,et al. Comparison of norovirusgenogroup Ⅰ,Ⅱ and Ⅳ seroprevalence among children in the Netherlands,1963,1983 and 2006. J Gen Virol,2016,97:2255-2264.

47. Dewey-Mattia D,Manikonda K,Hall AJ,et al. Surveillance for Foodborne Disease Outbreaks-United States, 2009-2015. MMWR SurveillSumm,2018,67:1-11.

48. Hall AJ,Eisenbart VG,Etingüe AL,et al. Epidemiology of foodbornenorovirus outbreaks,United States,2001-2008. Emerging Infect Dis,2012,18:1566-1573.

49. 靳淼,孙军玲,常昭瑞,等.中国 2006—2007 年诺如病毒胃肠炎暴发及其病原学特征分析.中华流行病学杂志,2010,31:549-553.

50. 孙立梅,李晖,谭小华,等.2012—2014 年广东省哨点医院诺如病毒 GⅡ.4 Sydney 变异株流行状况及暴发疫情特征分析.中华预防医学杂志,2015:615-620.

51. 杨芬,孙立梅,李晖,等.广东省 2008—2015 年诺如病毒感染暴发的危险因素分析.中华流行病学杂志,2017,38:906-910.

52. He Z,Liu B,Tao Y,et al.Norovirus GⅡ.17 Natural Infections in Rhesus Monkeys,China. Emerging Infect Dis,2017,23:316-319.

53. Di Profio F,Sarchese V,Melegari I,et al. Seroprevalence for norovirusgenogroups GⅡ and GⅣ in captive non-human primates. Zoonoses Public Health,2019,66:310-315.

54. Bitler EJ,Matthews JE,Dickey BW,et al. Norovirus outbreaks:a systematic review of commonly implicated transmission routes and vehicles. Epidemiol Infect,2013,141:1563-1571.

55. 廖巧红,冉陆,靳淼,等.诺如病毒感染暴发调查和预防控制技术指南(2015 版).中国病毒病杂志,2015, 6:7-16.

56. Verhoef L,Hewitt J,Barclay L,et al. Norovirus genotype profiles associated with foodborne transmission,1999-2012. Emerging Infect Dis,2015,21:592-599.

57. 张萌,龙遗芳,郭莉敏,等.广东省 2013—2017 年 3 种基因型诺如病毒感染暴发疫情的流行特征.中华流行病学杂志,2018,39:1210-1215.

58. 戴迎春,聂军,刘翼,等.广州地区人类杯状病毒感染的初步研究.南方医科大学学报,2004,24:296-299.

59. Ahmed SM,Lopman BA,Levy K. A systematic review and meta-analysis of the global seasonality of norovirus. PLoS ONE,2013,8:e75922.

60. 宋晓佳,张静,施国庆.2000—2013 年我国诺如病毒感染性胃肠炎暴发流行病学特征分析.疾病监测,2017,32:127-131.

61. Kaplan JE, Feldman R, Campbell DS, et al. The frequency of a Norwalk-like pattern of illness in outbreaks of acute gastroenteritis. Am J Public Health, 1982, 72:1329-1332.

62. 吴杰. 181 例急性腹泻患儿中的诺如病毒感染情况及临床特点分析. 2017.

63. 詹隆文, 徐智寅, 何丹丹, 等. 闵行区 2013—2016 年中小学校诺如病毒感染聚集性疫情分析. 中国学校卫生, 2018, 39:138-140.

64. 王晓怡. 老年病毒性腹泻的发病情况调查. 老年医学与保健, 2017. DOI:10.3969/j.issn.1008-8296. 2017.04.027.

65. 金未来, 唐国荣, 李征瀛, 等. 362 例 6 岁以下儿童诺如病毒性胃肠炎诊治分析. 重庆医学, 2017, 34:4848-4850.

66. 钱程, 陈聪, 顾敏华, 等. 诺如病毒Ⅱ型感染儿童的肠道排毒时间及其相关因素的研究. 现代预防医学, 2017, 44:3801-3804+3827.

67. Bucardo F. Understanding Asymptomatic Norovirus Infections. EClinicalMedicine, 2018, 2-3:7-8.

68. Ramani S, Neill FH, Opekun AR, et al. Mucosal and Cellular Immune Responses to Norwalk Virus. J Infect Dis, 2015, 212:397-405.

69. Lindesmith L, Moe C, Marionneau S, et al. Human susceptibility and resistance to Norwalk virus infection. Nat Med, 2003, 9:548-553.

70. Atmar RL, Opekun AR, Gilger MA, et al. Determination of the 50% human infectious dose for Norwalk virus. J Infect Dis, 2014, 209:1016-1022.

71. Newman KL, Leon JS. Norovirus immunology: Of mice and mechanisms. Eur J Immunol, 2015, 45:2742-2757.

72. 朱静, 熊菀, 许红梅. 诺如病毒致病机制研究进展. 临床儿科杂志, 2018, 36:231-234.

73. Kirby A, Iturriza-Gómara M. Norovirus diagnostics: options, applications and interpretations. Expert Rev Anti Infect Ther, 2012, 10:423-433.

74. Bruggink LD, Dunbar NL, Marshall JA. Evaluation of the updated RIDA®QUICK (Version N1402) immunochromatographic assay for the detection of norovirus in clinical specimens. J Virol Methods, 2015, 223:82-87.

75. 陈嘉茵, 方苓, 吴诗微, 等. 一步法微滴数字 PCR 检测生菜中 GⅡ型诺如病毒. 食品科学, 2019, 4:332-337.

76. Atmar RL, Ettayebi K, Ayyar BV, et al. Comparison of Microneutralization and Histo-blood Group Antigen-Blocking Assays for Functional Norovirus Antibody Detection. J Infect Dis, 2019, published online Oct 15. DOI:10.1093/infdis/jiz526.

77. 李海, 杨进业. 诺如病毒胃肠炎的流行病学研究进展. 应用预防医学, 2008, 14:55-57.

78. Patel MM, Hall AJ, Vinjé J, et al. Noroviruses: a comprehensive review. J Clin Virol, 2009, 44:1-8.

79. Hall AJ, Lopman BA, Payne DC, et al. Norovirus disease in the United States. Emerging Infect Dis, 2013, 19:1198-1205.

80. Ahmed SM, Hall AJ, Robinson AE, et al. Global prevalence of norovirus in cases of gastroenteritis: a systematic review and meta-analysis. Lancet Infect Dis, 2014, 14:725-730.

81. Bartsch SM, Lopman BA, Ozawa S, et al. Global Economic Burden of Norovirus Gastroenteritis. PLoS ONE, 2016, 11:e0151219.

82. Zeng M, Xu X, Zhu C, et al. Clinical and molecular epidemiology of norovirus infection in childhood diarrhea in China. J Med Virol, 2012, 84:145-151.

83. Verhoef L, Koopmans M, VAN Pelt W, et al. The estimated disease burden of norovirus in The Netherlands. Epidemiol Infect, 2013, 141:496-506.

84. Havelaar AH, Galindo AV, Kurowicka D, et al. Attribution of foodborne pathogens using structured expert elicitation. FoodbornePathogDis, 2008, 5:649-659.

85. Verhoef LPB, Kroneman A, van Duynhoven Y, et al. Selection tool for foodbornenorovirus outbreaks. Emerging Infect Dis, 2009, 15:31-38.

86. Gasta aduy PA, Hall AJ, Curns AT, et al. Burden of norovirus gastroenteritis in the ambulatory setting—United States, 2001-2009. J Infect Dis, 2013, 207:1058-1065.

87. Verstraeten T, Cattaert T, Harris J, et al. Estimating the Burden of Medically Attended Norovirus Gastroenteritis: Modeling Linked Primary Care and Hospitalization Datasets. J Infect Dis, 2017, 216:957-965.

88. 万壮, 黄琼, 张永慧, 等. 广州市诺如病毒感染性胃肠炎疾病负担评估. 中华疾病控制杂志, 2016, 11: 1135-1138.

89. Zhou H-L, Zhen S-S, Wang J-X, et al. Burden of acute gastroenteritis caused by norovirus in China: A systematic review. J Infect, 2017, 75:216-224.

90. Jing Lu, Limei Sun, Lin Fang, et al. Gastroenteritis Outbreaks Caused by Norovirus GⅡ.17, Guangdong Province, China, 2014-2015Emerg Infect. Dis, Vol. 21 (7).

91. Kageyama T, Kojima S, Shinohara M, et al. Broadly reactive and highly sensitive assay for Norwalk-like viruses based on real-time quantitative J Clin Microbiol 2003; 41:1548-57.

92. Ming Tan, Rashmi S. Hegde, and Xi Jiang. The P Domain of Norovirus Capsid Protein Forms Dimer and Bindsto Histo-Blood Group Antigen Receptors. J VIROL. 2004, 78 (12):6233-6242.

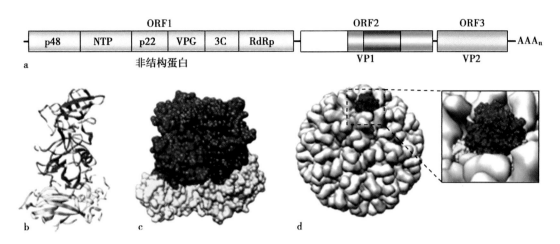

图 1-1　诺如病毒的基因组及外壳蛋白结构

注:ORF2 编码诺如病毒的外壳蛋白(b~d),其中红色标记的 P2 区位于病毒外壳的突出部分,包含病毒与受体的结合区域和抗原决定簇。

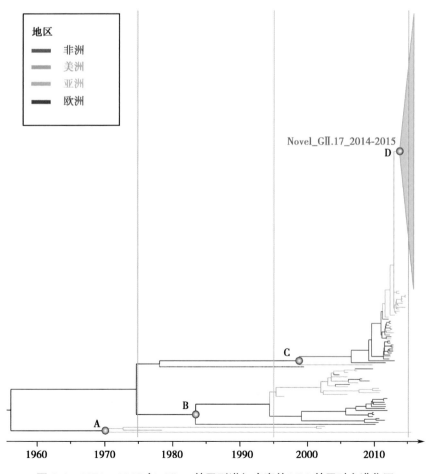

图 1-4　1978—2015 年 *GII.17* 基因型诺如病毒的 VP1 基因时空进化图

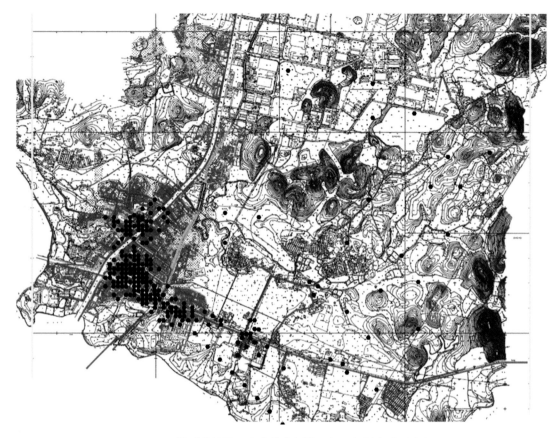

图 4-1c　C 镇群体性胃肠炎疫情病例地理标记与供水关系分布图
注:红色线示 A 厂供水管网,其余地区为 B 厂供水区域;● 示胃肠炎病例分布。